Songül Giren

Okulöncesi Öğretmenlerinin Oyun ve Oyuncağa İlişkin Metaforik Algıları

AF884186

Songül Giren

Okulöncesi Öğretmenlerinin Oyun ve Oyuncağa İlişkin Metaforik Algıları

Türkiye Alim Kitapları

Impressum / Künye
Bibliografische Information der Deutschen Nationalbibliothek: Die Deutsche Nationalbibliothek verzeichnet diese Publikation in der Deutschen Nationalbibliografie; detaillierte bibliografische Daten sind im Internet über http://dnb.d-nb.de abrufbar.
Alle in diesem Buch genannten Marken und Produktnamen unterliegen warenzeichen-, marken- oder patentrechtlichem Schutz bzw. sind Warenzeichen oder eingetragene Warenzeichen der jeweiligen Inhaber. Die Wiedergabe von Marken, Produktnamen, Gebrauchsnamen, Handelsnamen, Warenbezeichnungen u.s.w. in diesem Werk berechtigt auch ohne besondere Kennzeichnung nicht zu der Annahme, dass solche Namen im Sinne der Warenzeichen- und Markenschutzgesetzgebung als frei zu betrachten wären und daher von jedermann benutzt werden dürften.

Deutsche Nationalbibliothek tarafından yayınlanan bibliyografik bilgiler: Deutsche Nationalbibliothek, bu yayını Deutsche Nationalbibliografie'de listeler; detaylı bibliyografik bilgi İnternet'te http://dnb.d-nb.de sitesinde mevcuttur.
Bu kitapta bahsedilen herhangi bir marka ve ürün adı, tescilli marka, marka veya patent korumasına tabidir ve ilgili sahiplerin ticari veya tescilli markalarıdır. Marka, ürün, ortak ve ticari adların, ürün açıklamalarının v.s. işbu eserde özel işaretleme olmadan bile kullanılması, bu çeşit adların, tescilli marka ve marka korunması kanunu açısından kısıtlanmamış ve böylece herkes tarafından kullanılabilir olarak hiç bir şekilde yorumlanamaz.

Coverbild / Kitap kapağı resmi: www.ingimage.com

Verlag / Yayıncı:
Türkiye Alim Kitapları
ist ein Imprint der / yayınevinin bir ticari markasıdır
OmniScriptum GmbH & Co. KG
Bahnhofstraße 28, 66111 Saarbrücken, Deutschland / Almanya
Email / E-posta: info@turkiye-alim-kitaplary.com

Herstellung: siehe letzte Seite /
Basım yeri: son sayfaya bakın
ISBN: 978-3-639-81312-8

Copyright / Telif hakkı © 2016 OmniScriptum GmbH & Co. KG
Alle Rechte vorbehalten. / Her hakkı saklıdır. Saarbrücken 2016

Okul Öncesi Öğretmenlerinin Oyun ve Oyuncak Kavramına İlişkin Metaforik Algıları

Early Childhood Education Teachers' Metaphors About Play And Toy Concept

Yrd. Doç. Dr. Songül Giren

İçindekiler

Okul Öncesi Öğretmenlerinin Oyuncak Kavramına İlişkin Metaforik Algıları[1]

Early Childhood Education Teachers' Metaphors About Toy Concept

Songül Giren[2]

Emre Durak[3]

Abstract

The purpose of this research is to determine metaphorical thoughts of early childhood education teachers about the toy concept. For this purpose, from pre-school teachers "toys for pre-school children is ....like .... because" were asked to complete the sentence. The working group is constituted by random sampling method identified 74 pre-school teachers. The data obtained from the teachers are evaluated according to the content analysis. According to the resulting of survey; 48 metaphors and 6 categories emerged for the toy concept. These metaphors; "(1) supporting the toy all areas of development, (2) entertainment tool as toys (3) toys as the main material of the play, (4), as one of the child's basic needs toys, (5) toys as reflective of the child's feelings and dreams, (6) toy as a member of the child's family "categories were collected.

Key Words: Early childhood education, toy, metaphor, early childhood education teacher

[1] Bu makale Eskişehir Osmangazi Üniversitesi'nde düzenlenen 1. Uluslararası Türk Dünyası Çocuk Oyun ve Oyuncakları Kurultay'ında sözlü bildiri olarak sunulmuştur ve Bartın Üniversitesi Eğitim Fakültesi Dergisinde basılmıştır.

[2] Yrd. Doç. Dr.,Aksaray Üniversitesi Eğitim Fakültesi, sygiren@hotmail.com

[3] Yüksek Lisans Öğrencisi, Aksaray Üniversitesi Sosyal Bilimler Enstitüsü, emredurak83@gmail.com

Özet

Bu araştırmanın amacı, okul öncesi öğretmenlerinin oyuncak kavramlarına ilişkin metaforik algılarını belirlemektir. Bunun için okul öncesi öğretmenlerinden "okul öncesi dönem çocuğu için oyuncak...........gibidir, çünkü" cümlesini tamamlamaları istenmiştir. Araştırmanın çalışma grubunu tesadüfî örnekleme yöntemiyle belirlenen 74 okul öncesi öğretmeni oluşturmaktadır. Öğretmenlerden elde edilen veriler içerik analizine göre değerlendirilmiştir. Araştırma sonuçlarına göre; oyuncak kavramına yönelik 48 metafor ve 6 kategori ortaya çıkmıştır. Bu metaforlar "(1) tüm gelişim alanlarını destekleyici olarak oyuncak, (2) eğlence aracı olarak oyuncak, (3) oyunların temel malzemesi olarak oyuncak, (4), çocuğun temel ihtiyaçlarından birisi olarak oyuncak, (5) çocuğun duygularını ve hayallerini yansıtıcı olarak oyuncak, (6) çocuğun ailesinin bir üyesi olarak oyuncak" kategorilerinde toplanmıştır.

Anahtar Kelimeler: Okul Öncesi Eğitim, Oyuncak, Metafor, Okul Öncesi Eğitimi Öğretmeni

Giriş

Metafor, soyut ve karmaşık olguların somut ve güncel olgularla karşılaştırılarak bilinmeyen olguların anlaşılır olgulara dönüştürülmesidir (Saban vd., 2006). Levine (2005), "metafor" sözcüğünün Yunanca metapherein ve pherein kelimelerinin bir araya gelmesiyle oluştuğunu ve metapherein-meta kelimesinin değiştirmek, pherein kelimesinin ise taşımak anlamına geldiğini ifade etmektedir. Bu kelimelerin birleşmesiyle oluşan metafor, bir kavram olarak ifade edildiğinde öğrenenlerin bildiği şeyleri yeni anlamlar yükleyerek dönüştürmelerini sağlamaktadır (Levine, 2005). Nalçacı ve Bektaş (2012), metaforlar aracılığıyla olgulara ilişkin elde edilen bilgiler arasındaki benzerliklerin farklı bir olgu üzerinden ifade edildiğini belirtmektedir. Lakoff ve Johnson'a (2005) göre metafor, bilinmeyen ya da soyut bir olguyu daha iyi bilinen bir olguya göre anlamak veya ona yeni anlamlar yüklemektir (Lakoff ve Johnson, 2005'ten aktaran: Saban, 2008). Soysal ve Afacan (2012), metaforu benzer bir alandaki bilginin çoğunlukla yeni ya da bilinmeyen bir alana doğru yansıtılması olarak tanımlamaktadır. Ayrıca metaforların öğrenenler açısından soyut kavramları somutlaştırdığı ifade edilmektedir (Soysal ve Afacan, 2012). Bu yönüyle zihinsel bir model olarak metaforları güçlü kılan şey, onun birbirine benzemeyen iki farklı fikir veya olgu arasında bir ilişki kurması ya da zihinsel bir şemayı başka bir zihinsel şema üzerine yerleştirmesidir (Saban vd., 2006).

Okul öncesi eğitim çağındaki çocuklar (3-6 yaş) okul öncesi eğitim kurumlarına büyük bir merak duygusu ve öğrenme sevgisi ile gelir. Onlara ilgi çekici ve keyifli öğrenme deneyimleri sunulduğunda, bilgiye karşı doyumsuz bir iştahları vardır. Keşifler yapma ve kararlar verme gibi pozitif deneyimler onları kendilerine güvenen yetkin bireyler yapar. (California Department of Education, 2010). Okul öncesi dönem çocukları için, öğrenme deneyimlerine katılımın ve keşifler yapmanın yolu oyun oynamaktır (Lockhart, 2010). Oyun, çocuk olmanın doğasından gelir ve bu yüzden çocuklar oyun oynayarak öğrenir. Oyun yoluyla erken yaşlarda edinilen iyi deneyimler çocukların beyin gelişimine yardım eder ve çocuklar oyun oynadığında beyinleri daha çok çalışır. Beynin çok çalışması ise öğrenme kapasitesinin artmasını sağlar (UNICEF, 2009). Oyunun tanımında; çocukların iyiliği için kendiliğinden yapılan, ustalık gerektiren becerilerde sonraki aşamaya geçişi sağlayan, amaçsız görünen ancak zevk ve neşe veren her şey ve çocuklar tarafından özgürce seçilen ve yönetilen, içsel motivasyonu artıran aktiviteler olduğu belirtilmektedir (Lockhart, 2010). Ginsburg'a (2007) göre oyun, çocukların sosyal, bilişsel, fiziksel ve duygusal iyi oluşlarına ve gelişimlerine katkıda bulunduğu için önemlidir (Ginsburg, 2007'den aktaran: Lockhart, 2010). Erken oyun deneyimleri çocukların sonraki tüm gelişim aşamalarını etkiler. Bazen tek başına, bazen diğerleriyle, bazen iç mekanlarda sessizce, bazen de dış mekanlarda hareketli olarak oynadıkları değişik oyun aktiviteleri gelişimlerine büyük katkılar sağlar. Çocukların gelişimi için bu kadar önemli olan oyunun süresini uzatmak ve teşvik etmek için yetişkinler, onlara mümkün olduğunca yeterli alan, çok çeşitli oyun malzemesi ve çok sayıda oyuncak sunmalıdır (Toy Industries of Europe, 2003). Oyun gibi oyuncak da çocuk için hayatının vazgeçilmez bir parçası, gelişimini destekleyen en önemli araç ve öğrenmenin gerçekleştiği en doğal ortamdır. Oyun ve oyuncak çocuğun kendini en iyi ifade ettiği anlatım yoludur (Egemen vd., 2004). Oyuncaklar çocukların öğrenmesi için çok önemli olmakla beraber oyunun malzemesi ve materyalleridir (Glassy ve Romano, 2003). Oyuncaklar oyunun süresini uzatır ve zihinsel olarak uyarıcıdır. Çocuklar nelerden hoşlandıklarını, nelerle en iyi oynadıklarını keşfettiklerinde onların oyun çeşitliliğini artırmak için farklı özellikte çok sayıda oyuncağa ihtiyaçları vardır. Onlara oyuncaklarını seçme şansı verildiğinde, seçtikleri oyuncaklarla oyunlarını daha uzun süre oynarlar (Toy Industries of Europe, 2003). Oyuncaklarla oynamanın, çocukların kendi aktivitelerini yorumlayan "özel konuşmalar" üretmeleriyle ilişkili olduğu belirtilmektedir. (Whitebread vd., 2012). Çocukların oyuna motive olması için; kendilerini oyun ortamında güvenli ve rahat hissetmeleri ve istediği oyuncakla oynamakta özgür olmaları çok önemlidir (Toy Industries of Europe, 2003). Oyun içerisinde güvenli ve destekleyici ilişkiler yaşayan çocuklar açısından oyuncak sosyal, düşünsel ve iletişim becerilerini geliştirmek için güçlü araçlardır.

Literatürdeki araştırmalar incelendiğinde; oyunun çocukların farklı yaşlardaki gelişimine katkıları ile ilgili çok sayıda çalışma var iken (Kaya, 2007; Nwokah vd, 2013; Tuğrul vd., 2014a; Van Hoorn vd., 2007; Wolfgang, 2004) özellikle oyuncaklar ve çocuklara sağladığı yararlar konusunda sınırlı sayıda araştırmanın olduğu görülmüştür. Benzer şekilde okul öncesi öğretmenlerinin ve öğretmen adaylarının metaforik algılarının incelendiği çalışmalara bakıldığında okul öncesi eğitimi öğretmeni (Giren, 2015), bilim ve bilim insanı (Şenel ve Aslan, 2014), okul öncesi eğitim (Ertürk Kara, 2014), çocuk (Kuyucu vd.,, 2013), okul öncesi öğretmeni (Serhatlıoğlu, 2014) ve demokrasi (Güder ve Yıldırım, 2014) kavramlarının incelendiği; oyuncak kavramına ilişkin bir araştırmanın olmadığı görülmüştür. Alanyazında okul öncesi dönem çocukları açısından oyun ve oyuncağın önemine dair yapılmış çeşitli araştırmalar bulunmasına karşın oyuncak kavramına ilişkin metaforik algıların incelendiği bir araştırmanın bulunmadığı göz önüne alındığında bu araştırmanın okul öncesi dönem çocukları açısından oyuncağın önemine dikkat çekeceği ve literatüre önemli katkılar sağlayacağı düşünülmektedir. Metaforlar kuramsal bir olguyu açıklamada ya da olayların oluşumu ve ilerleyişi hakkında düşünceleri yönlendiren ve yapılandıran en güçlü zihinsel araçlar olarak kabul edilmektedir (Soysal ve Afacan, 2012; Saban vd., 2006). Bu noktadan hareketle okul öncesi dönem çocukları için çoğunlukla sadece bir eğlence aracı olarak değerlendirilen oyuncakların eğitici yönüne ve çocuklar için yaşamsal önemine dikkat çekmek amacıyla; onları eğitim aracı olarak kullanan okul öncesi öğretmenlerinin oyuncak ile ilgili görüşlerinin belirlenmesinde metaforlardan yararlanmanın konuyu güçlendireceği düşünülmüştür.

Okul öncesi eğitim kurumlarında oyun etkinliklerinin uygulayıcısı, oyuncaklarla oynama ve diğer oyunlar sırasında çocukları gözlemleyen ve gelişimlerini değerlendiren öğretmenlerin, çocukların tüm gelişim alanlarını çok yönlü etkileyen oyuncaklar ile ilgili algılarını belirlemenin alana katkı yaparken bu konuda araştırma yapacak araştırmacılara da kaynak oluşturacağı düşünülmektedir.

Literatürdeki çalışmalara bakıldığında; okul öncesi öğretmenlerinin "okul öncesi dönem çocuğu için oyuncak" kavramına yönelik metaforik algılarını belirlemek amacıyla yapılmış bir çalışmaya rastlanmamıştır. Yapılan bu araştırmanın okul öncesi eğitim dönemi ve uygulamalarını kapsayan diğer çalışmalarla birlikte metafor çalışmalarına da büyük katkılar sağlayacağı düşünülmektedir.
Bu araştırmada okul öncesi öğretmenlerinin "okul öncesi dönem çocuğu için oyuncak" kavramına yönelik metaforik algılarının belirlenmesi amaçlanmaktadır.

Araştırmanın amacına ilişkin olarak aşağıdaki sorulara yanıt aranmaktadır:

1. Okul öncesi öğretmenlerinin "okul öncesi dönem çocuğu için oyuncak" kavramına yönelik ürettiği metaforlar nelerdir?
2. "Okul öncesi dönem çocuğu için oyuncak" kavramına yönelik üretilen metaforlar ortak özellikleri açısından hangi kavramsal kategorileri oluşturmaktadır?

Yöntem

İçinde yaşadığımız dünyada olaylar, durumlar, yaşamsal deneyimler, algılar, yönelimler ve kavramlar çeşitli şekillerde karşımıza çıkar. Her ne kadar bu durumlar ve olgularla sık sık karşılaşsak da bu karşılaşma onları tam olarak kavradığımız anlamına gelmez. Olgu bilim (fenomenoloji) yönteminde, varlığının farkında olduğumuz ama onunla ilgili derinlemesine ve ayrıntılı bir bilgiye sahip olmadığımız olgulara odaklanılmaktadır (Yıldırım ve Şimşek, 2013). Bu araştırmada da okul öncesi dönem çocukları için vazgeçilmez bir öğrenme ve eğlence aracı olan oyuncaklarla ilgili okul öncesi öğretmenlerinin metaforik algıları derinlemesine ve ayrıntılı olarak incelenmiştir. Bu nedenle araştırmada nitel araştırma yöntemlerinden biri olan olgu bilim (fenomenografi) deseni kullanılmıştır.

Çalışma Grubu

Bu araştırmanın çalışma grubunu Aksaray İl Milli Eğitim müdürlüğüne bağlı anaokulları ve anasınıflarında çalışan öğretmenler arasından tesadüfi örnekleme yöntemiyle belirlenmiş (Büyüköztürk vd., 2008) 74 okul öncesi öğretmeni oluşturmaktadır.

Verilerin Toplanması

Araştırmanın çalışma grubunu oluşturan öğretmenlere araştırmacılar tarafından hazırlanan bir form verilmiştir. Bu formda öğretmenlere kendilerine sunulan "Okul öncesi dönem çocuğu için oyuncak...... gibidir, çünkü ..." cümlesini tamamlamaları gerektiği söylenmiştir. Öğretmenlerin doldurduğu formlar toplanarak "oyuncak" kavramına yönelik verilen cevaplar, araştırmanın verilerini oluşturmuştur.

Verilerin Analizi

Betimsel analizin amacı, araştırmacılardan elde edilen verilerin düzenlenmiş ve yorumlanmış olarak okuyuculara sunulmasıdır (Yıldırım ve Şimşek, 2013). İçerik analizinde ise amaç katılımcılardan toplanan verileri açıklayıcı kavramsal temaları ve ilişkileri ortaya çıkarmaktır. Betimsel analiz yoluyla özetlenmiş ve yorumlanmış veriler, içerik analiziyle daha ayrıntılı bir şekilde incelenerek betimsel analizle fark edilemeyen kavramsal temalar keşfedilebilmektedir (Yıldırım ve Şimşek, 2013). Araştırmada okul öncesi dönem çocuğu için oyuncak kavramına ilişkin üretilen metaforların hangi kavramsal kategorileri oluşturduğuna ilişkin temaların oluşturulması içerik analizi yoluyla yapılmıştır.

Araştırmada verilerin analizi belli aşamalarda yapılmıştır. Araştırmaya katılan öğretmenlerden toplanan veriler iki araştırmacı tarafından incelenmiştir. Bu değerlendirme sırasında katılımcıların okul öncesi dönem çocuğu için oyuncak" kavramına yönelik ürettiği metaforlar arasında bir metafor olarak değerlendirilmeyen, birden fazla üretilen metafor, üretilen metafor ile açıklama cümlesi uyumlu olmayanlar işaretlenmiştir. Ayrıca boş olarak verilen formlar (2 adet) araştırmadan çıkarılmıştır. Veriler analiz edilirken aşağıdaki adımlar izlenmiştir.

Kodlama ve ayıklama aşamasında; araştırmaya katılan öğretmenlerin ürettiği metaforlar kodlanmıştır. Daha sonra bu metaforlar ortak özelliklerine göre bir araya getirilmiştir. Aynı metaforun tekrar edildiği durumlar dikkate alınarak kategorileştirmeler yapılmıştır.

Örnek metafor imgesi derleme aşamasında; katılımcıların ürettiği metaforlar alfabetik sıraya dizilmiştir. Ardından veriler ilk haliyle tekrar gözden geçirilmiş ve okul öncesi öğretmenlerinin ifadelerinden her metaforu temsil eden birer örnek seçilmiştir. Böylece, tüm metaforlar için, onu en iyi ifade ettiği düşünülen metafor ifadeleri derlenmiş ve bir "örnek metafor listesi" ortaya çıkarılmıştır.

Kategori geliştirme aşamasında; okul öncesi eğitimi öğretmenleri tarafından üretilen metaforlar "okul öncesi dönem çocuğu için oyuncak" kavramına yönelik sahip oldukları benzer özellikleri açısından ayrı ayrı değerlendirilmiştir. Daha önceden oluşturulan "örnek metafor listesi" temel alınarak "okul öncesi dönem çocuğu için oyuncak" kavramının hangi kavramsal kategorileri oluşturduğuna bakılmıştır. Son olarak, üretilen her metafor uygun bir tema ile ilişkilendirilerek "oyuncak" kavramına yönelik toplam 6 kavramsal kategori oluşturulmuştur.

Araştırmanın Geçerlilik ve Güvenirliği

Araştırmanın raporlaştırılması aşamasında katılımcıların cevaplarından alıntıların yapılması ve alıntıların herhangi bir ekleme yapılmadan orijinal haliyle verilmesi araştırmanın geçerliliğini artırıcı önlemler olarak ifade edilmektedir (Yıldırım ve Şimşek, 2013). Araştırmanın bulgular kısmında katılımcıların ürettikleri metaforlar ile ilgili ifadelerine olduğu gibi yer verilerek araştırmanın geçerliliği sağlanmaya çalışılmıştır.

Araştırmanın güvenirliği, uzman görüşüne başvurularak sağlanmıştır. Araştırmanın güvenirliği için Miles ve Huberman'ın (1994) güvenirlik formülü (Güvenirlik=Görüş Birliği/(Görüş Birliği+Görüş Ayrılığı)) uygulanmıştır (Miles ve Huberman, 1994). Araştırmaya katılan öğretmenlerden elde edilen tüm metaforlar listelenerek oluşturulan 6 kategorinin sıralandığı liste uzmana gönderilmiş ve 48 metaforun her birini (metaforlardan hiçbirisi dışarıda kalmayacak şekilde) bu 6 kategoriye yerleştirmesi istenmiştir. Daha sonra araştırmacılar tarafından bu değerlendirme ile kendi yaptıkları eşleştirme karşılaştırmıştır. Nitel araştırmalarda, görüşüne başvurulan uzman ve araştırmacıların yaptığı değerlendirmeler arasındaki uyumun % 90 ve üzerinde olması gerektiği, böyle durumlarda güvenilirliğin sağlanmış olacağı belirtilmektedir (Saban vd., 2006; Saban, 2009). Bu araştırmada % 99 oranında bir güvenirlik sağlanmıştır. Güvenirlik çalışması kapsamında görüşüne başvurulan uzman, 1 metaforu araştırmacının yaptığından farklı bir kategoriye yerleştirerek ilişkilendirmiştir. Bu durumda, Güvenirlik = 100 / (100+ 1) = 0.99 olarak hesaplanmıştır (Miles ve Huberman, 1994).

Bulgular

Bu bölümde, araştırmaya katılan okul öncesi öğretmenlerinin "okul öncesi dönem çocuğu için oyuncak" kavramına yönelik geliştirdikleri metaforlar ve bu metaforların toplandıkları kategoriler tablolar halinde sunulmuş ve araştırma soruları doğrultusunda alt başlıklar halinde sunulmuştur.

"Okul öncesi dönem çocuğu için oyuncak" kavramına yönelik üretilen metaforlar

Araştırmaya katılan okul öncesi eğitimi öğretmenlerinin "okul öncesi dönem çocuğu için oyuncak" kavramına yönelik ürettikleri metaforlar tablo 1.'de sunulmuştur.

Tablo 1. "Okul öncesi dönem çocuğu için oyuncak" kavramına yönelik üretilen metaforlar ile metaforları temsil eden öğretmen sayısı ve yüzdesi

No	Metafor	f	%	No	Metafor	f	%
1	Gözlük	1	1.3	25	Her şey	1	1.3
2	Çocuğun eli	1	1.3	26	Senaryo	1	1.3
3	Sembol	1	1.3	27	Hayal gücü	2	2.6
4	Vazgeçilmez bir eşya	1	1.3	28	Hamur	1	1.3
5	Hayatın vazgeçilmezi	3	4	29	Çocuğun işi	1	1.3
6	Gelişim aracı	2	2.6	30	Oyunun tamamlayıcısı	1	1.3
7	Yaratıcı materyal	1	1.3	31	Yemek	2	2.6
8	Araç	4	5.4	32	Su	1	1.3
9	Çocuğun hazinesi	1	1.3	33	Yazarın kalemi	1	1.3
10	En değerli hazine	1	1.3	34	Kendinden bir parça	1	1.3
11	Kendine değer verme	1	1.3	35	Yemek yemek	1	1.3
12	Kitap	1	1.3	36	Arkadaş	11	14.8
13	Gemi	1	1.3	37	Nefes	1	1.3
14	Simülasyon	1	1.3	38	Ayna	1	1.3
15	İletişim aracı	1	1.3	39	Duyguları iletme	1	1.3
16	Oyun malzemesi	1	1.3	40	aracı	1	1.3
17	Eğlence	2	2.6	41	Yaratıcılık	1	1.3
18	Beyni çalıştıran bir	1	1.3	42	Çocuğun dünyası	1	1.3
19	düğme	3	4	43	Çocuğun parçası	1	1.3
20	Eğlence aracı	1	1.3	44	Yiyecek	1	1.3
21	Oyun için araç	1	1.3	45	Ciddi bir şey	2	2.6
22	Hayal dünyası	1	1.3	46	Dost	2	2.6
23	Gerçek varlık	2	2.6	47	Kardeş	2	2.6
24	Ekmek	2	2.6	48	Çocuğun annesi	1	1.3
	Materyal			48	Çocuğun çocuğu		
	Toplam						

Tablo 1'de oyuncak kavramına yönelik üretilen toplam 48 adet metafor görülmektedir. Ancak birden fazla sıklıkta oluşturulan metafor sayısı 13'dür. En çok üretilen metafor ise arkadaş (11 adet, %14.8)'tır.

Metaforlara İlişkin Kavramsal Kategoriler

Araştırmaya katılan öğretmenlerin ürettiği metaforlar ortak özellikleri açısından gruplandırılmış ve bu gruplardan her biri bir kategoriyi oluşturmuştur. Metaforların gruplandırılması sonucu oluşan 6 kategori aşağıda tablo 2.'de sunulmuştur.

Tablo 2. "Okul öncesi dönem çocuğu için oyuncak" kavramına yönelik metaforların oluşturduğu kategoriler

Kategoriler	Metaforlar	Metafor frekansı	Metafor âdeti
Çocuğun tüm gelişim alanlarını destekleyici olarak oyuncak	gözlük (1), çocuğun eli (1), sembol (1), vazgeçilmez bir eşya (1), hayatın vazgeçilmezi (2), gelişim aracı (1), yaratıcı materyal (1), araç (2), çocuğun hazinesi (1), en değerli hazine (1), kendine değer verme (1), kitap (1), gemi (1), simülasyon (1), iletişim aracı (1), oyun malzemesi (1)	18	16
Eğlence aracı olarak oyuncak	eğlence (2), beyni çalıştıran bir düğme (1), eğlence aracı, (2)	5	3
Oyunların temel malzemesi olarak oyuncak	oyun için araç (1), hayal dünyası (1), gerçek varlık (1), ekmek (1), araç (1) materyal (1), her şey (1), senaryo (1), hayal gücü (1), hamur (1), çocuğun işi (1), oyunun tamamlayıcısı (1)	12	12
Çocuğun temel ihtiyaçlarından birisi olarak oyuncak	yemek (2), su (1), yazarın kalemi (1), hayatın vazgeçilmezi (1), kendinden bir parça (1), yemek yemek (1), araç (1), arkadaş (2), ekmek (1), nefes (1)	12	10
Çocuğun duygularını ve hayallerini yansıtıcı olarak oyuncak	ayna (1), arkadaş (3), duyguları iletme aracı (1), hayal gücü (1), hayatın vazgeçilmezi (1), gelişim aracı (1), yaratıcılık (1), çocuğun dünyası (1), çocuğun parçası (1), yiyecek (1), eğlence aracı (1), ciddi bir şey (1)	14	12
Çocuğun ailesinin bir üyesi olarak oyuncak	Dost (2), kardeş (2), çocuğun annesi (2), arkadaş (6), çocuğun çocuğu (1)	13	5
Toplam		74	

1.Çocuğun tüm gelişim alanlarını destekleyici olarak oyuncak

Bu kategoride 18 okul öncesi öğretmeninin ürettiği 16 metafor yer almaktadır. Bu kategorideki metaforlar; gözlük (1), çocuğun eli (1), sembol (1), vazgeçilmez bir eşya (1), hayatın vazgeçilmezi (2), gelişim aracı (1), yaratıcı materyal (1), araç (2), çocuğun hazinesi (1), en değerli hazine (1), kendine değer verme (1), kitap (1), gemi (1), simülasyon (1), iletişim aracı (1), oyun malzemesi (1)'dir. Bu kategoride yer alan metafor ifadelerinden bazıları şunlardır:

Okul öncesi dönem çocuğu için oyuncak vazgeçilmez bir eşya gibidir. Çünkü çocukların en önemli varlığı oyuncaklardır. Oyuncaklar sayesinde hayal gücü, yaratıcılığı, motor kasları vb. gelişir (Ö.35).

Okul öncesi dönem çocuğu için oyuncak çocuğun hazinesi gibidir. Çünkü oyuncak çocuğun gelişiminde çok önemli bir rol oynar (Ö.40).

Okul öncesi dönem çocuğu için oyuncak sembol gibidir. Çünkü oyuncaklarla hayal dünyalarını zenginleştiriyorlar (Ö.14).

Okul öncesi dönem çocuğu için oyuncak iletişim aracıdır. Çünkü çocuklar paylaşmayı, iletişim kurmayı, grup içinde uyum sağlamayı öğrenir ve çocukları harekete geçirir. Kurallara uyumlarını ve sosyal becerilerini geliştirir (Ö.68).

Okul öncesi dönem çocuğu için oyuncak araçtır. Çünkü farklı düşünebilmesi, kavrayabilmesi, yeni şeyler keşfetmesi için araçtır (Ö.34).

Okul öncesi dönem çocuğu için oyuncak kitap gibidir. Çünkü okuduğumuz her kitap bize yeni şeyler katar. Oyuncaklar da çocukların oyunlarını tamamlar, zeka gelişimini öğrenme becerisini geliştirmeye yardımcı olur (Ö.55).

Okul öncesi dönem çocuğu için oyuncak gemisi gibidir. Dünyayı çocuk için bir okyanus olarak düşünürsek oyuncaklarıyla o dünyaya açılıp keşfederler (Ö.56).

2.Eğlence aracı olarak oyuncak

Bu kategoride 5 okul öncesi öğretmeninin ürettiği 3 metafor yer almaktadır. Bu kategorideki metaforlar; eğlence (2), beyni çalıştıran bir düğme (1), eğlence aracı (2)'dır. Bu kategoride yer alan metafor ifadelerinden bazıları şunlardır:

Okul öncesi dönem çocuğu için oyuncak eğlence aracı gibidir. Çünkü onunla vakit geçirmekten hoşlanır ve yaratıcılığı gelişir (Ö.71).

Okul öncesi dönem çocuğu için oyuncak eğlence gibidir. Çocuklar oyuncaklarla eğlenirler, mutlu olurlar (Ö.25).

Okul öncesi dönem çocuğu için oyuncak beyni çalıştıran bir düğme gibidir. Çocuk oyunla mutlu oluyor, hüzün veren şeyleri mutluluğa çevirebiliyor. Oyuncak çocuğun kalbinin ritmini değiştirebiliyor (Ö.38).

Okul öncesi dönem çocuğu için oyuncak eğlence gibidir. Oyuncaklarla oynarken gerçek hayattaki eşyalarla oynuyormuş gibi zevk alırlar (Ö.52).

3.Oyunların temel malzemesi olarak oyuncak

Bu kategoride 12 okul öncesi öğretmeni tarafından üretilen 12 metafor yer almaktadır. Bu metaforlar; oyun için araç (1), hayal dünyası (1), gerçek varlık (1), ekmek (1), araç (1) materyal (1), her şey (1), senaryo (1), hayal gücü (1), hamur (1), çocuğun işi (1), oyunun tamamlayıcısı (1)'dır. Bu kategoride yer alan metafor ifadelerinden bazıları şunlardır:

Okul öncesi dönem çocuğu için oyuncak hayal dünyası gibidir. Çünkü oyununu hayal ettiği gibi oyuncaklarıyla kurar (Ö.11).

Okul öncesi dönem çocuğu için oyuncak ekmek gibidir. Çünkü hep oyunda ihtiyacı olur (Ö.30).

Okul öncesi dönem çocuğu için oyuncak materyal gibidir. Çünkü oyun içerisinde bütün yaşantısını yansıtırken oyuncaklardan faydalanır (Ö.31).

Okul öncesi dönem çocuğu için oyuncak senaryo gibidir. Çünkü oyun yani sahne tek başına anlamlı değildir. Bunun için bir senaryoya ihtiyaç vardır. Bu da oyuncaktır. Oyuncak oyun için önemlidir (Ö.47).

Okul öncesi dönem çocuğu için oyuncak işi gibidir. Çünkü oyunlarındaki hayatını devam ettirebilmesini sağlar (Ö.66).

4.Çocuğun temel ihtiyaçlarından birisi olarak oyuncak

Bu kategoride 12 okul öncesi öğretmeni tarafından üretilen 10 metafor yer almaktadır. Bu metaforlar; yemek (2), su (1), yazarın kalemi (1), hayatın vazgeçilmezi (1), kendinden bir parça (1), yemek yemek (1), araç (1), arkadaş (2), ekmek (1), nefes (1)'dir. Bu kategoride yer alan metafor ifadelerinden bazıları şunlardır:

Okul öncesi dönem çocuğu için oyuncak yemek gibidir. Çünkü çok zevk alıyorlar ve her an yenisini istiyorlar (Ö.12).

Okul öncesi dönem çocuğu için oyuncak nefes gibidir. Oyuncak nefes gibi yaşamasını, nefes almasını sağlayan araçtır (Ö.65).

Okul öncesi dönem çocuğu için oyuncak ekmek gibidir. Çünkü nasıl soframızda ekmek olmadan doyamıyorsak, oyuncaksız oyun da pek doyurucu olmaz (Ö. 62).

Okul öncesi dönem çocuğu için oyuncak yemek yemek gibidir. Çocuğun nasıl gün içinde yemek yemesi gerekiyorsa, oyuncakla da o şekilde vakit geçirir ve ihtiyaç duyar (Ö.46).

5.Çocuğun duygularını ve hayallerini yansıtıcı olarak oyuncak

Bu kategoride 14 okul öncesi öğretmeni tarafından üretilen 12 metafor yer almaktadır. Bu metaforlar; ayna (1), arkadaş (3), duyguları iletme aracı (1), hayal gücü (1), hayatın vazgeçilmezi (1), gelişim aracı (1), yaratıcılık (1), çocuğun dünyası (1), çocuğun parçası (1), yiyecek (1), eğlence aracı (1), ciddi bir şey (1)'dir. Bu kategoride yer alan metafor ifadelerinden bazıları şunlardır:

Okul öncesi dönem çocuğu için oyuncak arkadaş gibidir. Çünkü aralarında gizli bir bağlılık vardır. Çocuk oyuncakla tüm duygularını ifade eder (Ö.49).

Okul öncesi dönem çocuğu için oyuncak eğlence aracı gibidir. Çünkü iç dünyalarını, zevklerini hayallerini oyuncak aracılığıyla yansıtırlar (Ö.48).

Okul öncesi dönem çocuğu için oyuncak duyguları iletme aracı gibidir. Çünkü oyuncak ile duygularını ifade eder (Ö.6).

Okul öncesi dönem çocuğu için oyuncak yaratıcılıktır. Hayal dünyasında oluşturduğu kavramları oyuncakları ile kurgulayıp ortaya sergilemesidir (Ö.24).

Okul öncesi dönem çocuğu için oyuncak arkadaş gibidir. Çünkü okul öncesi dönemdeki çocuk üzüldüğünde oyuncağıyla konuşur. Korktuğu zaman oyuncağına sarılır (Ö.58).

6.Çocuğun ailesinin bir üyesi olarak oyuncak

Bu kategoride 13 okul öncesi öğretmeni tarafından üretilen 5 metafor yer almaktadır. Bu metaforlar; Dost (2), kardeş (2), anne (2), arkadaş (6), çocuğu (1)'dur. Bu kategoride yer alan metafor ifadelerinden bazıları şunlardır:

Okul öncesi dönem çocuğu için oyuncak kardeş gibidir. Her şeyini paylaşır bir çocuk oyuncağıyla (Ö.69).

Okul öncesi dönem çocuğu için oyuncak anne gibidir. Çünkü nasıl anneyi her an yanında ister, oyuncağını da elinden bırakmadan tutmak ister (Ö.72).

Okul öncesi dönem çocuğu için oyuncak arkadaş gibidir. Çünkü başkasına anlatamadığı durumları ona anlatır. Her zaman en iyi anlaştığı arkadaştır (Ö.60).

Okul öncesi dönem çocuğu için oyuncak çocuğu gibidir. Çünkü onunla tüm vaktini geçirebilir. Ona zaman ayırır. Annenin çocuğunu koruduğu gibi korur (Ö.42).

Tartışma ve Sonuç

Bu araştırmanın sonucunda; okul öncesi eğitimi öğretmenlerinin (74 kişi) okul öncesi dönem çocuğu için oyuncak kavramına ilişkin olarak 48 metafor ürettikleri saptanmıştır. En çok üretilen metafor arkadaş'tır (%14.8). Birden fazla sıklıkta oluşturulan metaforlar sayısı 13'dür. Bunlar; arkadaş, araç, gelişim aracı, hayatın vazgeçilmezi, dost, çocuğun annesi, kardeş, yemek, hayal gücü, eğlence, eğlence aracı, ekmek ve materyaldir. Bu metaforların ise çocuğun tüm gelişim alanlarını destekleyici olarak oyuncak (18 kişi, 16 metafor), eğlence aracı olarak oyuncak (5 kişi, 3 metafor), oyunların temel malzemesi olarak oyuncak (12 kişi, 12 metafor), çocuğun temel ihtiyaçlarından birisi olarak oyuncak (12 kişi, 10 metafor), çocuğun duygularını ve hayallerini yansıtıcı olarak oyuncak (14 kişi, 12 metafor) ve çocuğun ailesinin bir üyesi olarak oyuncak (13 kişi, 5 metafor) şeklinde 6 kategoride toplandığı belirlenmiştir.

Araştırmanın sonucunda 18 okul öncesi eğitimi öğretmenin ürettiği 16 metafor çocuğun tüm gelişim alanlarını destekleyici olarak oyuncak kategorisinde toplanmıştır. Üretilen bu metaforlar "gözlük, çocuğun eli, sembol, vazgeçilmez bir eşya, hayatın vazgeçilmezi, gelişim aracı, yaratıcı materyal, araç, çocuğun hazinesi, en değerli hazine, kendine değer verme, kitap, gemi, simülasyon, iletişim aracı ve oyun malzemesi" dir. Bunların arasında "hayatın vazgeçilmezi ve araç" metaforları birden fazla öğretmen tarafından ifade edilen metaforlardır. Okul öncesi eğitimi öğretmenlerinin bu kategoride oyuncakların çocuğun gelişimini farklı yönlerden (sosyal, duygusal, bilişsel, özbakım, dil, fiziksel ve psikomotor) desteklediğine vurgu yapmışlardır. Wolfgang (2004), öğrenmenin sadece bilginin çocuğa yüklenmesi ve çocuğun sahip olduğu bilgiyi daha sonra ortaya çıkarmasından ibaret olmadığını, çocuğun onu anlamak için yeni bilgi ile oynaması gerektiğini belirtmektedir. Oyun içerisinde oyuncaklarla oynayan çocuklar da yeni bilgi ve becerileri deneyimleme fırsatı bulurlar. Böylece yaparak ve yaşayarak öğrenme gerçekleşir. Çocukların oyuncakları ve nesneleri hareket ettirerek ya da mimiklerini kullanarak duygularını ifade ettikleri hayali oyunlar, sembolik oyun olarak ifade edilmektedir. Sembolik oyun yoluyla çocuklar gerçek dünyayı anlamaya çalışırlar. Sembolik oyunun yedi yaşına kadar çocukları zihinsel yönden geliştirdiği bilinmektedir (Wolfgang, 2004). Denilebilir ki çocuklar oyuncaklarıyla oynayarak gerçek hayata dair zihinsel provalar yapmaktadır. Özdemir ve Ramazan'ın (2012) yaptıkları araştırmada oyuncaklar hakkında öğretmen, çocuk ve aile görüşleri alınmıştır. Araştırmanın sonucunda; oyuncağın çocuklara olumlu deneyimler sunduğu, onların çok yönlü gelişimine ve öğrenmesine katkıda bulunduğu konusunda öğretmen ve annelerin ortak görüşte oldukları belirlenmiştir. Başka bir araştırmada Rothlein ve Brett'in (1987) çocukların, öğretmenlerin ve ailelerin oyunla ilgili görüşlerini belirlemeye çalışmışlardır. Bu araştırmanın sonucunda öğretmenler oyunun "sosyal ve bilişsel gelişim için bir fırsat" olduğunu belirtmişlerdir (Rothlein ve Brett, 1987'den aktaran: Tuğrul vd., 2014b). Araştırmaya katılan 18 okul öncesi öğretmeni, literatürdeki bilgilere uygun olarak oyuncakların doğrudan ya da oyun içerisinde dolaylı olarak çocukların sosyal, duygusal, bilişsel, fiziksel, kişilik ve özbakım becerileri gibi farklı gelişim alanlarının gelişmesini sağladığını belirtmişlerdir. Öğretmenlerin bu kategoriye ilişkin ürettikleri metaforlara bakıldığında; oyuncakları çocukların gelişimi için bir araç olarak gördükleri söylenebilir. Araştırmanın diğer bir bulgusu olan eğlence aracı olarak oyuncak kategorisinde; 5 okul öncesi öğretmeninin ürettiği 3 metafor yer almaktadır. Bunlar "eğlence, beyni çalıştıran bir düğme ve eğlence aracı" dır. Oyun zevk ve keyif veren bir etkinliktir. Oyuncaklar da bu zevki ve keyfi yaşatan materyallerdir. Çocuklar oyuncaklarla oynarken sosyal ve duygusal yönden doyum sağlarlar. Wolfgang (2004), oyunu en genel anlamıyla eğlence amacıyla yapılan bir aktivite olarak tanımlamaktadır. Pilten ve Pilten'in (2013) araştırmasında; çocukların, her hangi bir aktivitenin oyun olup olmadığına karar verirken eğlenceli olup olmamasını temel ölçüt olarak kabul ettikleri belirtilmektedir (Pilten ve Pilten, 2013'den aktaran: Tuğrul vd., 2014b). Oyun ve oyuncak çocuklara duygusal yönden sağladığı rahatlıkla onların hoşça vakit geçirmesini ve problemlerini ifade etmesini sağlar (Kaya, 2007). Özdemir ve Ramazan'ın (2012) araştırmasında ise oyuncaklara ilişkin görüşleri sorulan öğretmen, çocuk ve ailelerden; hem çocuklar hem de yetişkinler oyunun bir eğlence aracı olduğunu belirtmişlerdir. Erbay ve Durmuşoğlu Saltalı'nın (2012) annelerin oyun algısını incelemek için yaptıkları araştırmada annelerin çoğu oyunu eğlenceli, boş zamanları değerlendiren ve gelişimi destekleyici bir etkinlik olarak ifade etmişlerdir. Araştırmaya katılan okul öncesi eğitimi öğretmenlerinden küçük bir bölümünün (5 kişi) oyuncakların çocukları eğlendirici rolüne dikkat çektikleri bu durumun da literatürdeki araştırmalarla desteklendiği görülmektedir. Oysaki okul öncesi dönemdeki çocukların eğlenerek öğrendikleri ve eğlenceli etkinliklerin ilgilerini daha fazla çektiği bilinmektedir. Çocuklar için eğlencenin kaynağı olan oyun sırasında çocuklar, oyun oynayarak geçirdikleri sürenin kendilerine ait olmasını istemekte, yetişkinlerin yönetimini ya da oyuna katılma konusunda zorlanmayı istememektedirler (Tuğrul vd., 2014b). Oyuncakların eğlence aracı olduğunun bilincinde olan öğretmenlerin bu noktaya özellikle dikkat etmesi gerekmektedir. Oyunların temel malzemesi olarak oyuncak kategorisinde 12 okul öncesi öğretmeni tarafından üretilen 12 metafor yer almaktadır. Bu metaforlar "oyun için araç, hayal dünyası, gerçek varlık, ekmek, araç, materyal, her şey, senaryo, hayal gücü, hamur, çocuğun işi, oyunun tamamlayıcısı" dır. Bu kategorideki metaforlarla öğretmenler oyuncakların oyunun temel malzemesi olduğunu ifade etmektedirler. Aral (2002), çocuğun hareketlerine bir amaç kazandıran ve düzen getiren, kavramları kazanmalarını sağlayan, hayal gücünü ve yaratıcılıklarını geliştiren, tüm oyun malzemelerini oyuncak olarak tanımlamaktadır (Aral, 2002'den aktaran: Kaya, 2007). Tuğrul'un vd. (2014b) yaptığı araştırmada çocukların ve öğretmenlerin oyunla ilgili görüşleri sorulmuştur. Araştırmaya katılan çocukların %38'i oyunu bir şeylerle oynamak olarak tanımlamışlar ve oyun için oyuncaklara ihtiyaç olduğunu vurgulamışlardır. Tezel Şahin (1993), çocukların doğal yeteneklerini kolaylaştırarak eğitsel bir rol üstlenen ve oyunda kullanılan malzemelerin oyuncak olduğunu, Yavuzer (1999), çocuğun oyununu gerçekleştirebilmesi için ihtiyaç duyduğu her türlü malzemenin oyuncak olduğunu ve Oktay (2000), çocukların oyundaki rolüne göre ihtiyaç duyduğu nesne veya bu nesnenin yerini alacak eşyaların oyuncak olarak tanımlanabileceğini belirtmektedir (Tezel Şahin, 1993, Yavuzer, 1999 ve Oktay,

2000'den aktaran: Kaya, 2007). Oyuncak ile ilgili yapılan bu tanımlarda oyuncağın oyunun temel malzemesi olduğu, oyunda ihtiyaç duyulan nesne ve eşyalar olduğuna dikkat çekilmektedir. Literatürdeki araştırma ve tanımlamalarda belirtilen oyuncakların oyunun temel malzemesi olduğu bilgisine mevcut araştırmanın sonuçlarında da okul öncesi öğretmenlerinin önemli bir bölümü (12) tarafından değinildiği görülmektedir. Bu sonuç; oyuncakların öğretmenler tarafından çoğunlukla oyun etkinliği sırasında kullanılması ve oyun dışındaki diğer etkinlikler için oyuncaklardan yararlanılmaması ile ilişkili olabilir. Diğer taraftan bu öğretmenlerin oyuncakları oyunun olmaz olmazı olarak gördükleri söylenebilir. Araştırmanın bulgularından çocuğun temel ihtiyaçlarından birisi olarak oyuncak kategorisinde 12 okul öncesi öğretmeni tarafından üretilen 10 metafor yer almaktadır. Bu metaforlar; yemek, su, yazarın kalemi, hayatın vazgeçilmezi, kendinden bir parça, yemek yemek, araç, arkadaş, ekmek, nefes' tir. Araştırmada öğretmenlerin oyuncakları, çocuklar açısından yaşamsal derecede önemli olarak gördüğü, bu nedenle çocuğun temel ihtiyaçlarından birisi olarak ifade ettikleri düşünülmektedir. Bu kategorideki metaforlara bakıldığında öğretmenler tarafından oyuncaklar yemek, ekmek ve su içmek kadar temel bir ihtiyaç ve nefes almak kadar hayati öneme sahip olarak görülmektedir. Öğretmenlerin oyuncakları bu kadar önemsemesi ve değerli görmesi, okul öncesi eğitim kurumlarındaki çocuklara daha çok sayıda ve daha nitelikli oyuncaklar sunulacağı varsayımını güçlendirmektedir. Konuyla ilgili literatüre bakıldığında Özyeşer Cinel (2006), oyuncakları çocukların çevrelerindeki yeni durum ve olayları keşfetmelerini, kişiler arası ilişkilerinde yeni deneyimler kazanmalarını ve toplumsal yaşama dair roller kazanmalarını sağlayan, gelişimlerini tamamlayıcı, eğlenceli vakit geçirme imkanı veren, oyunların gerçekleştirilmesi amacıyla kullanılan her türlü araç gereç olarak tanımlamaktadır (Özyeşer Cinel, 2006). Bir başka araştırmada (Egemen vd., 2004) ise çocuk için hayati öneme sahip oyuncakların niteliğinden bahsedilmekte ve çocuklar için en iyi oyuncağın çocuğun bıkmadan usanmadan tekrar tekrar oynamak istediği, ona daha çok oyun ve eğlenme imkanı sunan oyuncak olduğu belirtilmektedir. Özellikle çocuklara oyuncak seçiminde bulunan öğretmen ve anne babaların çocuğun kendi yaş grubuna hitap eden ve gelişim düzeyine uygun, sahip olduğu becerileri daha da geliştirecek olan oyuncaklara karşı doğal olarak eğilimli olduklarını gözden kaçırmamaları gerekmektedir (Egemen vd., 2004). Araştırmanın diğer bir bulgusu çocuğun duygularını ve hayallerini yansıtıcı olarak oyuncak kategorisinde 14 okul öncesi öğretmeni tarafından üretilen 12 metafor yer almaktadır. Bu metaforlar; ayna, arkadaş, duyguları iletme aracı, hayal gücü, hayatın vazgeçilmezi, gelişim aracı, yaratıcılık, çocuğun dünyası, çocuğun parçası, yiyecek, eğlence aracı ve ciddi bir şey 'dir. Araştırmaya katılan okul öncesi eğitimi öğretmenleri, oyuncakların çocuklar tarafından duygularını, düşüncelerini, isteklerini, hayallerini ve üzüntülerini ifade etmek amacıyla kullanıldığını belirtmişlerdir. Bu kategorideki metaforları üreten öğretmenlerin oyuncakların sosyal ve duygusal gelişimin bir göstergesi olan duygularını ve hayallerini ifade etme açısından önemine dikkat çektiği söylenebilir. Bu durum literatürdeki bilgiler ile de uyumludur. Wolfgang (2004), çocukların iki-üç yaş civarında oynamaya başladığı sembolik oyunda oyuncakları ve nesneleri kullanarak duygu ve düşüncelerini ifade ettiklerini belirtmektedir. Kaya (2007) çocukların çevrelerindeki olayları, duygularını, düşüncelerini, içinde yaşadıkları dünyayı, oyun oynarken kullandıkları oyuncaklar aracılığıyla tanıdıklarını; oyuncaklar sayesinde hayal güçlerinin ve yaratıcılıklarının, ayrıca farklı düşünme yetenekleri ve problem çözme becerilerinin geliştiğini belirtmektedir. Egemen vd. (2004), ise oyuncağı bir ayağı hayal dünyasında, bir ayağı gerçek dünyada olan bir köprüye benzeterek oyuncakların çocukların duygu dünyasındaki yerine işaret etmektedir. İşi çocuklarla çalışmak olan kişilerin oyun ile oyuncakların çocukların duygu dünyasına açılan kapılar ve pencereler olduğunu ve buralardan çocuklara ulaşabileceklerini bilmeleri gerekmektedir. Araştırmada son olarak çocuğun ailesinin bir üyesi olarak oyuncak kategorisinde 13 okul öncesi öğretmeni tarafından üretilen 5 metafor yer almaktadır. Bu metaforlar; "dost, kardeş, anne, arkadaş, çocuğu" dur. Bu metaforları üreten öğretmenlerin çocukların oyuncaklarıyla bütünleşmesini aile üyelerinin birbirleriyle samimi ve sıcak iletişimine benzettiği görülmektedir. Aile üyeleri çocuğun ona hiç darılmayan ve ne zaman oyun oynamak istese hazır olan oyun arkadaşlarıdır. Öğretmenler tarafından oyuncakların çocuğa sunduğu yakınlık aile üyelerinin birbirlerine yakınlığı gibi görülmektedir. Egemen vd. (2004), sıfır iki yaş grubundaki çocukların ilk oyuncağının kendi bedeni ile uzuvları ve en yakınında ona bakan ve onu seven annesi olduğunu belirtirken; Erbay ve Durmuşoğlu Saltalı'nın (2012) okul öncesi eğitim kurumlarına devam eden altı yaşındaki çocukların günlük yaşantılarında oyun yerinin belirlendiği araştırmalarında çocuklar okul dışındaki zamanlarının çoğunu anneleri ve arkadaşlarıyla oyun oynayarak geçirdiklerini belirtmişlerdir. Çocuklar aile üyelerinin yanında rahat bir ortamda olduğunda; zor objeleri yerleştirme ve hayali oyun gibi konularda zihinsel enerjilerinin daha özgür bir şekilde ortaya çıktığı belirtilmektedir. Ayrıca anne baba ve kardeşlerle oynanan oyun aile içi sosyal etkileşimi de geliştirmektedir (Van Hoorn vd., 2007). Şahin (2008), tarafından yapılan araştırmada ise 4 yaş grubu çocukların kavram edinimine oyuncak odaklı ev eğitim programının etkisi incelenmiştir. Araştırmanın sonuçlarına göre deney grubu çocuklara uygulanan oyuncak odaklı eğitimin kavram edinimlerini anlamlı düzeyde etkilediği görülmüştür. Alan yazındaki bilgilerle de desteklendiği üzere araştırmaya katılan okul öncesi eğitimi öğretmenleri çocukların oyuncaklarına anne, baba, kardeş ve arkadaşlarıyla kurduğu sıcak ilişkiyi kurabilecek kadar değer verdiğini belirtmişlerdir.

Araştırmanın sonuçları genel olarak değerlendirildiğinde; araştırmaya katılan öğretmenler çoğunlukla oyuncağın çocuklar açısından önemine değinmişlerdir. Oyuncağın çocuklar için ailesinin bir üyesi gibi yakınında, tüm gelişim alanlarını destekleyici, duygularını ve hayallerini diğerlerine aktarmasını sağlayan, oyunlarının ana malzemesi, eğlence aracı ve temel ihtiyaçlarından birisi kadar vazgeçilmez olduğunu ifade etmişlerdir. Ancak araştırmaya katılan öğretmenlerin ifadelerinde oyuncağın çocuklar açısından eğitici ve öğretici yönüne dair metaforlara yer vermediği görülmüştür. Bu nedenle araştırmada oyuncağın eğitim aracı yönünü belirten bir kategorileştirme yapılamamıştır. Öğretmenlerin oyuncakların eğitici ve öğretici yanını göz ardı etmelerinin, oyuncakları daha çok eğlenme ya da oyun aracı olarak kullanmalarından ve eğlenme ile öğrenmeyi birbirinden ayrı olarak düşünmelerinden kaynaklanmış olabileceği düşünülmektedir. Oysaki okul öncesi eğitim kurumlarında eğlencesiz öğrenme olamayacağının unutulmaması gereklidir.

Öneriler

Araştırmanın sonuçlarına dayanarak şu öneriler sunulmuştur:

1. Oyuncaklar çocukların çok yönlü gelişimine imkan sağladığından okul öncesi eğitim kurumları tüm çocukların yaş, gelişim düzeyi ve ilgisine hitap eden oyuncaklarla zenginleştirilmelidir.

2. Oyuncaklar çocukların kendini ifade etme, duygularını- düşüncelerini ve üzüntülerini oyunlarına yansıtarak konuştuğu dilidir. Bu nedenle çocukları tanımak ve değerlendirmek için oyuncaklarla oynanan oyunlar öğretmenler tarafından dikkatle gözlemlenmelidir.

3. Okul öncesi eğitim kurumlarında aile eğitimleri kapsamında; anne-baba veya çocuk yetiştiricilerine oyuncakların çocuklar için önemi ve gerekliliğinin anlatılması ve uygun oyuncak seçimi konusunda eğitimler verilmelidir.

4. "Oyunun çocuğun işi olduğu" fikrinden yola çıkılarak çocuklara özgürce oynadıkları daha çok oyun ve daha çok oyuncakla oynama fırsatı sunulmalıdır.

Kaynakça

Büyüköztürk, Ş., Kılıç Çakmak, E., Akgün, Ö. E., Karadeniz, Ş. ve Demirel, F. (2008). Bilimsel Araştırma Yöntemleri. 2. Baskı, Pegem Akademi: Ankara.

California Department of Education, (2010). California Preschool Curriculum Framework. Volume I, Sacramento.

Egemen, A.,Yılmaz, İ. ve Akil, İ. (2004). Oyun, Oyuncak ve Çocuk. ADÜ Tıp Fakültesi Dergisi, 5(2) : 39 – 42.

Erbay, F. ve Durmuşoğlu Saltalı, N. (2012). Altı Yaş Çocuklarının Günlük Yaşantılarında Oyunun Yeri ve Annelerin Oyun Algısı. Ahi Evran Üniversitesi Kırşehir Eğitim Fakültesi Dergisi (KEFAD) 13, (2): 249-264.

Ertürk Kara, G. (2014). Okul Öncesi Eğitimi Öğretmen Adaylarının Okul Öncesi Eğitim Kavramına İlişkin Metaforları. Erzincan Eğitim Fakültesi Dergisi, 16(2), 104-120.

Ginsburg, K. R. (January, 2007). The İmportance Of Play in Promoting Healthy Child Development and Maintaining Strong Parent-Child Bonds. American Academy of Pediatrics, 119(1), 182–191.

Giren, S. (2015). Okul Öncesi Eğitimi Öğretmen Adaylarının Okul Öncesi Eğitim Öğretmeni Kavramına İlişkin Metaforları. Fırat Üniversitesi Sosyal Bilimler Enstitüsü Dergisi, 25(2): 123-133.

Glassy, D. ve J. Romano. (2003). Selecting Appropriate Toys for Young Children: The Pediatrician's Role. American Academy of Pediatrics, 111, 911-913.

Güder, S. ve Yıldırım, A. (2014). Okul Öncesi Öğretmeni Adaylarının Demokrasiye İlişkin Metaforları. Adıyaman Üniversitesi Sosyal Bilimler Enstitüsü Dergisi, 7 (16), 151-170.

Kaya, D. (2007). 36 - 72 Aylık Çocuklar için Tasarlanmış Oyuncakların Çocukların Gelişim Alanlarına Göre İncelenmesi. Yüksek Lisans Tezi, Gazi Üniversitesi, Ankara.

Kuyucu, Y., Şahin, M. Ve Kapıcıoğlu, O.(2013). Okul Öncesi Öğretmenlerinin "Çocuk" Kavramına İlişkin Sahip Oldukları Zihinsel İmgeler. Eğitim ve Öğretim Araştırmaları Dergisi,2 (2), 43-53.
Lakoff, G. ve Johnson, M. (2005). Metaforlar: Hayat, Anlam ve Dil (Çev. G. Y. Demir). İstanbul: Paradigma.
Levine, P. (2005). Metaphors and Images of Classrooms. Kappa Delta Pi Record, Summer, 41 (4), 172-175.
Lockhart, S. (2010). Play: An Important Tool for Cognitive Development. Extensions Curriculum Newsletter from HighScope, 24, (3): 1-8.
Miles, M. B. & Huberman, A. M. (1994). Qualitative Data Analysis. Second Edition, Thousand Oaks, CA: Sage.
Nalçacı, A. ve Bektaş, F. (2012). Öğretmen Adaylarının Okul Kavramına İlişkin Algıları. Ahi Evran Üniversitesi Kırşehir Eğitim Fakültesi Dergisi (KEFAD). 13 (1), 239-258.
Nwokah, E., Hsu, H. C. & Gulker, H. (2013). The Use of Play Materials in Early Intervention The Dilemma of Poverty. American Journal of Play. 5, (2): 187-218.
Oktay, A. (2000). "Yaşamın Sihirli Yılları: Okul Öncesi Dönem". İstanbul: Epsilon Yayıncılık
Özdemir, A. ve Ramazan, O. (2012). Oyuncağa Çocuk, Anne ve Öğretmen Bakış Açısı. Eğitim Bilimleri Araştırma Dergisi, 2 (1), 2-16.
Özyeşer Cinel, N. (2006). Farklı Sosyo Ekonomik Düzeydeki 3-6 Yaş Grubu Çocuğu Olan Anne Babaların Oyuncak Ve Oyun Materyalleri Hakkındaki Görüşlerinin ve Bu Yaş Grubu Çocukların Sahip Oldukları Oyuncak Ve Oyun Materyallerinin İncelenmesi. Yüksek Lisans Tezi, Gazi Üniversitesi, Ankara.
Pilten, P. ve Pilten, G. (2013). Okul Çağı Çocuklarının Oyun Kavramına İlişkin Algılarının ve Oyun Tercihlerinin Değerlendirilmesi. Mersin Üniversitesi Eğitim Fakültesi Dergisi, 9 (2), 15-31.
Rothlein, Liz. ve Brett, Ariene. (1987). Children's, Teachers' and Parents' Perceptions of Play. Early Childhood Research Quarterly, 2 (1) , 45-53.

Saban, A. (2008). İlköğretim I. Kademe Öğretmen ve Öğrencilerinin Bilgi Kavramına İlişkin Sahip Oldukları Zihinsel İmgeler. İlköğretim Online, 7(2), 421-455.

Saban, A. (2009). Öğretmen Adaylarının Öğrenci Kavramına İlişkin Sahip Oldukları Zihinsel İmgeler, Türk Eğitim Bilimleri Dergisi, 7(2), 281-326.

Saban, A., Koçbeker, B. N. ve Saban, A. (2006). Öğretmen Adaylarının Öğretmen Kavramına İlişkin Algılarının Metafor Analizi Yoluyla İncelenmesi. Kuram ve Uygulamada Eğitim Bilimleri, 6 (2), 461-522.

Serhatlıoğlu, B. (2014). Okul Öncesi Öğretmenliği Bölümü Öğrencilerinin Okul Öncesi Öğretmenine İlişkin Metaforik Algıları. Uluslar arası EJER Kongresi Bildiri Özetleri Kitabı, 913, Ankara: Anı Yayıncılık.

Soysal, D. ve Afacan, Ö. (2012). İlköğretim Öğrencilerinin "Fen Ve Teknoloji Dersi" ve "Fen Ve Teknoloji Öğretmeni" Kavramlarına Yönelik Metafor Durumları. Mustafa Kemal Üniversitesi Sosyal Bilimler Enstitüsü Dergisi, 9,(19): 287-306.

Şahin, S. (2008). 4 Yaş Çocuklarının Kavram Edinimlerinde Oyuncak Odaklı Ev Eğitim Programının Etkileri. Yüksek Lisans Tezi, İnönü Üniversitesi, Malatya.

Şenel, T. ve Aslan, O. (2014). Okul Öncesi Öğretmen Adaylarının Bilim ve Bilim İnsanı Kavramlarına İlişkin Metaforik Algıları. Mersin Üniversitesi Eğitim Fakültesi Dergisi,10(2), 75-96.

Tezel Şahin, F. (1993). "Üç-Altı Yaş Grubu Çocuklarının Anne Babalarının Çocuk Oyun ve Oyuncakları Hakkındaki Görüşlerinin İncelenmesi". Bilim Uzmanlığı Tezi, Hacettepe Üniversitesi Sağlık Bilimleri Enstitüsü, Ankara, 8-61.

Toy Industries of Europe (TIE), (2003). Contributions Of Play and Toys To Child Development, Key Studies. Brussels.

Tuğrul, B., Ertürk, H. G., Özen Altınkaynak, Ş. ve Güneş, G. (2014a). Oyunun Üç Kuşaktaki Değişimi. The Journal of Academic Social Science Studie. 27: 1-16.

Tuğrul, B., Metin Aslan, Ö., Ertürk, H. G. ve Özen Altınkaynak, Ş. (2014b). Anaokuluna Devam Eden Altı Yaşındaki Çocuklar İle Okul Öncesi

Öğretmenlerinin Oyun Hakkındaki Görüşlerinin İncelenmesi. İnönü Üniversitesi Eğitim Fakültesi Dergisi, 15, (1): 19-38.
UNICEF, (2009). Early Child Development Kit: A Treasure Box of Activities. Activty Guide.
Van Hoorn, J., Monighan Nourot, P., Scales, B. ve Alward, K. R. (2007). Plat at the Center of the Curriculum. Pearson Merrill Prentice Hall, 4th Edition: New Jersey.
Whitebread, D., Basilio, M., Kuvalja, M. ve Verma, M. (2012). A Report on The Value Of Children's Play With A Series of Policy Recommendations. Toy Industries of Europe (TIE).
Wolfgang, C. H. (2004). Child Guidance Through Play Teaching Positive Social Behaviors (Ages 2-7), Pearson Education, Boston.
Yavuzer, H. (1999). Çocuk Psikolojisi. İstanbul: Remzi Kitabevi.
Yıldırım, A. ve Şimşek, H. (2013). Sosyal Bilimlerde Nitel Araştırma Yöntemleri, Ankara: Seçkin Yayıncılık.

Summary

Introduction: Preschool period is a training period in which the acquisition of knowledge and skills necessary for life and the significant changes occurred in the developments area of social, emotional, mental, physical and psychomotor of the child. To gain the skills in this period to be spoken with the child language is the play. When the subject a child like to be consideration, the child's the most important work is play also the most valuable materials are toys. Therefore, the determining of thoughts of pre-school teachers, what toys for pre-school children and that is why it's important is needed.

Purpose: The purpose of this research is to determine metaphorical thoughts of preschool teachers about the toy concept. Under this general aim, answers to questions below were investigated.

(1) What are the metaphors that preschool teachers have about the concept of toy?

(2) Under what conceptual categories can these metaphors be put in terms of common features?

Method: In this study, content analysis method, one of the qualitative research designs, was used in the analysis of the data. The research of working group is constituted by random sampling method identified 74 pre-school teachers. To uncover preschool teachers' cognitive images about the concept of toy, they were asked to complete the sentence as "toy for pre-school children is like….., because……..". At the beginning of the study, 76 early childhood education teachers participated to the study. However, 74 early childhood education teachers' valid metaphors were included in the analysis of the study. Then, the metaphors built by pre-school teachers were tabulated with the help of the number of teachers (f) who developed the metaphors and their percentages (%). First of all, the valid metaphors were ordered and numbered alphabetically. In the second step, the subject of valid metaphors, their referring ideas and their sources were analyzed by classifying in terms of their common features. In the last step, researchers compared the metaphors with peer review and put under the categories according to their common features. After the consensus among the researchers, the last versions of the categories were developed.

Results: According to the resulting of survey; 48 metaphors and 6 categories emerged for the toy concept. The resulting metaphors "glasses, the child's hands, symbol, an indispensable goods, indispensable to the life, development tool, creative material, tool, children's treasure, the most valuable treasure, self-worth, book, ship, simulation, communication tool, play material, entertainment a button that runs the brain, entertainment tool, tool for play, dream world, living creature, bread, material, everything, scenario, imagination, paste, children's work, complementary to the play, food, water, author's pen, self-part, eating, friend, breath, mirror, tool of emotions, creativity, children's world, part of the children, food, something serious, friend, sibling, child's child and the child's mother "are metaphors. These metaphors; "(1) supporting the toy all areas of development, (2) entertainment tool as toys (3) toys as the main material of the play, (4), as one of the child's basic needs toys, (5) toys as reflective of the child's feelings and dreams, (6) toy as a member of the child's family "categories were collected.

Discussion/Conclusion: Findings of the study determined that pre-school teachers who in this study participated reported that toy for preschool children is very important. Furthermore the preschool teachers reported that toy is the basic materials of the plays, and it is supports in all areas of children's development.

Okul Öncesi Öğretmenlerinin "Okul Öncesi Dönem Çocuğu İçin Oyun" Kavramına İlişkin Metaforları[4]

Early Childhood Education Teachers' Metaphors About Play Concept For Preschoolers

Songül Giren[5]

Abstract

The purpose of this research is to determine metaphorical thoughts of early childhood education teachers about the play concept. For this purpose, from pre-school teachers "play for pre-school children is ....like .... because" were asked to complete the sentence. The working group of research is constituted by random sampling method identified 75 pre-school teachers. The data obtained from the teachers are evaluated according to the content analysis. According to the resulting of survey; 36 metaphors and 5 categories emerged for the play concept. These metaphors; "(1) the play with role of the tutorial (2) the play with role of the entertaining (3) the child's way of expressing itself and the play with role of the their feelings reflective (4) the play with role of the vital needs (5) the play with role of a part of the child's life.

Keywords: Early childhood education, play, metaphor, early childhood education teacher

[4] Bu makale Çanakkale Onsekiz Mart Üniversitesi Eğitimde Kuram ve Uygulama Dergisinde yayınlanmıştır.

[5] Yrd. Doç. Dr., Aksaray Üniversitesi, Eğitim Fakültesi, sygiren@hotmail.com

Özet

Bu araştırmanın amacı, okul öncesi öğretmenlerinin oyun kavramlarına ilişkin metaforik algılarını belirlemektir. Bunun için okul öncesi öğretmenlerinden "okul öncesi dönem çocuğu için oyun...........gibidir, çünkü" cümlesini tamamlamaları istenmiştir. Araştırmanın çalışma grubunu tesadüfî örnekleme yöntemiyle belirlenen 75 okul öncesi öğretmeni oluşturmaktadır. Öğretmenlerden elde edilen veriler içerik analizine göre değerlendirilmiştir. Araştırma sonuçlarına göre; oyun kavramına yönelik 36 metafor ve 5 kategori ortaya çıkmıştır. Bu metaforlar "(1) öğretici rolü ile oyun, (2) eğlendirici rolü ile oyun, (3) çocuğun kendini ifade etme biçimi ve duygularını yansıtıcı rolü ile oyun, (4), yaşamsal ihtiyaç rolü ile oyun (5) çocuğun hayatının bir parçası rolü ile oyun" kategorilerinde toplanmıştır.

Anahtar Sözcükler: Okul Öncesi Eğitim, Oyun, Metafor, Okul Öncesi Eğitimi Öğretmeni

Giriş

Okul öncesi eğitim, çocuğun doğduğu günden altı yaşına kadar olan yılları kapsayan bu yaş grubu çocukların bireysel özelliklerine ve gelişim seviyelerine uygun, zengin uyarıcılarla donatılmış bir çevre sunan, onları toplumun özelliklerine ve kültürel değerlerine göre biçimlendiren ve ilköğretime hazırlayan sistemli bir eğitim sürecidir (Gültekin Akduman, 2010). Bu eğitim sürecinde çocuklara okul öncesi eğitimin hedeflediklerini kazandırmak için kullanılabilecek en iyi yol oyundur. Çünkü oyun, çocuğun bütünsel gelişim alanı olarak adlandırılan; sosyal, duygusal, bilişsel ve bedensel gelişim alanlarının yanı sıra öğrenme, yaratıcılık, problem çözme ve uzlaşma, ruh sağlığı, duygusal ve sosyal kişilik gelişimi, ahlak ve vicdan gelişimi, cinsel kimlik gelişimi ile toplumsal ve kültürel gelişim alanlarına önemli katkılar sağlar (Sevinç, 2004).

Oyun kavramının geçmişine bakıldığında insanlık tarihinin başlangıcına kadar uzandığı düşünülmektedir. Her dönemden düşünürler, kuramcılar ve eğitimciler oyunun tanımından ve çocuklar için gerekliliğinden bahsetmişlerdir. Antik dönem düşünürlerinden Plato (M.Ö. 427-347) çocuğun bedensel ve ruhsal olarak eğitilmesini ve 3-7 yaş döneminin çocuğun oyun ve masal evresi olarak kabul edilmesi gerektiğini, Lazarus (1883) oyunun, bir hedefi olmaksızın kendiliğinden ortaya çıkan mutluluk ve haz verici serbest bir aktivite olduğunu, Ebu-Hamid Gazzali (1058-1111), oyunun çocuğu dinlendirme, belleğini yenileme ve öğrenme kapasitesini artırma özelliklerine sahip olduğunu, Hall (1906), çocuğun oyun aracılığıyla insanlığın kültürel mirasını yaşadığını, Gross (1899) oyunu, çocukluk döneminin sonunda ulaşılan duygusal olgunluk için bir ön hazırlık olduğunu belirtmiştir (Özdoğan, 2009; Poyraz, 2003; Seyrek ve Sun, 1991).

Piaget (1962), çocuk açısından değerlendirildiğinde oyun ile iş arasında bir süreklilik olduğunu belirtirken (Sevinç, 2004); Sevinç (2004), oyunun tanımını yapmak için beş temel özellik üzerinde durulması gerektiğini belirtmektedir.

Birincisi oyun kendi içerisinde bütünlüğü olan içsel bir davranıştır. Oyunda belli bir amaçtan ziyade sürecin kendisi önemlidir. İkincisi oyuna katılma konusunda bir zorlama olamaz. Çocuğun tercihine bırakılmalıdır ve oyunun başkası tarafından yönlendirilmesi söz konusu olamaz. Üçüncüsü, oyun çocuk için eğlenceli ve mutluluk verici bir zaman dilimi olmalıdır. Dördüncüsü, oyun gerçek hayatın taklidi olmamakla beraber çocuğa uyarlanmış halidir. Beşincisi çocuk oyunda aktif bir rol üstlenir. Çocuk bütünüyle oyunun içindedir ve oyunda bunu yaşar (Sevinç, 2004). Ellis (1973) ise, oyunun içeriği ile ilgili şu özelliklerinden bahseder: (1) oyun, bir ihtiyaç ya da müdahale olmaksızın kendiliğinden ortaya çıkar, mutluluk verici ve rahatlatıcıdır, (2) oyunda; duyu organları, sinir ve kaslar ile zihinsel düzey olmak üzere üç düzey birlikte hareket eder, (3) oyunda yaşantısal tecrübeler tekrar edilir, çevrede olup bitenler taklit edilir ve yeni durumlarla ilgili keşifler yapılır, (4) oyun, çocuğun iç dünyasındakileri dış dünyaya yansıtarak sosyal deneyimler kazandırır, (5) oyun, zamanını ve mekânını kendisi belirler, (6) oyunun düzenli gelişim aşamaları vardır (Özdoğan, 2009).

Bilindiği gibi okul öncesi dönem; çocuğun sosyal, duygusal, zihinsel, fiziksel ve psikomotor gelişim alanlarında önemli değişimlerin meydana geldiği ve hayata dair bilgi ve becerilerin kazanıldığı bir eğitim dönemidir. Bu dönemdeki becerilerin kazandırılması için çocukla konuşulması gereken dil ise oyundur. Oyun, okul öncesi eğitim kurumlarında günlük rutinlerin ve etkinliklerin ayrılmaz bir parçası, çocukların fiziksel, sosyal, duygusal, bilişsel alanlarının ve öz-kontrol becerilerinin gelişiminde büyük bir öneme sahiptir. Oyun sayesinde çocuklar nesneler hakkında bilgi edinmekle beraber diğerleriyle iletişim kurma ve etkileşime girme becerilerini de geliştirir. Okul öncesi dönemde oynanan oyun, çocukların sosyal ve dil gelişimi becerileri ile yakından ilişkilidir (Nwokah ve diğerleri, 2013). Oyun çocukların kelimeleri kullanması için informal durumlar oluşturur. Çocuklar oyun oynarken; örneğin bloklarla bir kule inşa ederken ya da bir köprü yaparken onunla ilgili hikayeler oluşturarak bir şeyler anlatırlar (Sluss, 2005; Whitebread ve diğerleri, 2012). Oyun sayesinde dil gelişimi oldukça hızlı bir gelişme gösterir. Bu dönemde çocukların oyunları dönemseldir, aynı şekilde dil akıcıdır (Sluss, 2005). Oyun oynama düşünmenin gelişimi, akıl yürütme ve problem çözme becerileri gibi zihinsel becerilerin gelişimi ile de yakından ilişkilidir. Çocuklar oyun oynarken kendilerine bazı hedefler ve güçlükler belirler, onlara karşı ilerlemelerini izlerler. Böylece fiziksel ve bilişsel becerileri artarak strateji repertuarı geliştirirler (Whitebread ve diğerleri, 2012). Oyun ve oyuncaklarla oynama çocuklara sosyal ve duygusal gelişim açısından da fırsatlar sağlar. Özellikle işbirlikçi oyun; oyuncaklarını paylaşma, bir köprü inşa ederken birlikte başarma gibi işbirliğine dayalı sosyal etkileşimler için çok büyük fırsatlar sunar (Poyraz, 2003; Sluss, 2005). Okul öncesi dönem çocukları iki yaşından beş yaşına kadar olan süreçte oyun ve oyuncaklar sayesinde el çabukluğu ve motor becerilerin kontrolünde büyük gelişme kaydederler. Tırmanma, koşma, zıplama, sürünme ve yakalama gibi becerilerin yanı sıra fırçaları kullanmaktan, pazıllarla ve manipülatif küçük bloklarla oynamaktan büyük zevk alırlar. Bu yolla da çok şey öğrenirler (Sluss, 2005). Oyun ve oyuncaklar yoluyla çocuklar sosyal, fiziksel, zihinsel, bilim, matematik ve problem çözme gibi becerileri geliştirirler. Bu becerilerin gelişimi ve güçlenmesi ise onların özsaygısını geliştirir (Sussman, 2012). Kısacası çocuğun dünyasında oyun, onun zamanının tümünü ayırdığı tek işi ve en önemli meşguliyetidir (Poyraz, 2003). Konuya bir çocuk gözüyle bakıldığında çocuğun en önemli işi oyunu, en değerli malzemesi de oyuncaklarıdır. Okul öncesi eğitim dönemindeki çocuklar için oyunun ne kadar önemli olduğu literatürdeki kaynaklarda (Nwokah ve diğerleri, 2013; Özdoğan, 2009; Poyraz, 2003; Sevinç, 2004; Sluss, 2005; Sussman, 2012; Whitebread ve diğerleri, 2012) açıkça ifade edilmektedir. Oyun; çocuğun öğrenmesinde, eğlenmesinde, dinlenmesinde, zamanını uygun şekilde değerlendirmesinde, beslenmesinde, ruhsal ve duygusal doyuma ulaşmasında, uykusunda ve kişiliğinin oluşumunda, kısacası gelişiminin her alanında ve yaşamının her aşamasında yer alan en etkili yöntem, en temel ihtiyacıdır. Oyun oynamadan büyüyen bir çocuğun ruhsal ve fiziksel yönden sağlıklı olması düşünülemez, çünkü çocuğun çocukluğunun gereğidir oyun. Frobel, kurduğu anaokulunda şarkı söyleyen, bahçe işleriyle uğraşan ve oyunda aktif bir çocuk fikrine odaklanmıştır (Brosterman, 1997'den akt: Sherwood, 2009).

Brosterman (1997), okul öncesi eğitimde belirlenen amaçlara ulaşabilmek ve başarıyı yakalamak için en önemli şeyin oyun olduğunu belirtmektedir. Ona göre şarkı söyleme, dans etme, hikâye okuma ve bahçe işleri gibi okul öncesi eğitimde yer verilen tüm etkinlikler, oyundur; oyun sistemin düzgün çalışmasını sağlayan ve onu ileriye götüren bir makina gibidir (akt. Sherwood, 2009). Okul öncesi eğitim kurumlarındaki yer verilecek tüm etkinlikleri uygulayacak olanlar ise okul öncesi öğretmenleridir. Oyunun gerekliliğinin ve öneminin farkında olan öğretmenler uygulamalarında bir yöntem ve bir etkinlik olarak oyuna daha çok yer vereceklerdir. Çocukların yaşına, gelişim düzeyine ve ilgisine göre oyunlar seçerek oyunun eğitici yönünden daha fazla yararlanacaklardır. Konuya tüm bu yönleriyle bakıldığında oyun, okul öncesi eğitim sürecinin olmazsa olmazlarındandır. Bu nedenle okul öncesi öğretmenlerinin, okul öncesi dönem çocukları için oyunun ne olduğuna ve niçin gerekli olduğuna ilişkin düşüncelerinin belirlenmesinin önemli olduğu düşünülmektedir. Aksaray merkezinde bulunan anasınıfı ve anaokulu öğretmenleri ile yürütülen bu araştırmada oyunun "ne gibi olduğu" ve bunun "çünkü" sünün araştırılmasının literatüre önemli katkılar sağlayacağı düşünülmektedir.

Yunanca bir kelime olan metafor; belirtilen kavramın kendisini değil, o kavrama dair bir çağrışımı ifade etmektedir (Levine, 2005; Nalçacı ve Bektaş, 2012). Kavram olarak metafor, büyük oranda soyut, karmaşık ya da kuramsal bir olgunun anlaşılabilir ve açıklanabilir duruma gelmesi için kullanılan zihinsel araçlardır (Saban, Koçbeker ve Saban, 2006). Saban (2008), metaforları iki benzeşmez olgu arasında bağlantı kurarak bir zihinsel şemanın diğer bir zihinsel şema üzerine aktarılması olarak ifade ederken metaforların kavramlar arasında bir hareketlilik sağlayarak bireyin bir olguyu farklı bir olgu olarak görmesini sağladığını belirtmektedir. Okul öncesi eğitim alanındaki metafor çalışmalarına bakıldığında; demokrasi, yaratıcılık, çocuk, okul öncesi eğitim, okul öncesi eğitimi öğretmeni vb. kavramlar hakkında üretilen metaforlar incelenmiştir (Ergin, Şahin ve Erişen, 2013; Güder ve Yıldırım, 2014; Kuyucu, Şahin ve Kapıcıoğlu, 2013; Şahin Zeteroğlu, Doğan ve Taner Derman, 2012; Ertürk Kara, Giren, 2015). Ancak bunlar arasında okul öncesi öğretmenlerinin okul öncesi dönem çocukları için oyun kavramına yönelik metaforlarının incelendiği bir çalışmaya rastlanmamıştır. Bu araştırmanın okul öncesi eğitimi öğretmenlerinin oyun kavramına yönelik algılarını inceleyen ilk araştırma olması nedeniyle okul öncesi eğitim dönemi ve uygulamalarını kapsayan metafor çalışmalarına kaynak oluşturma açısından önemli katkılar sağlayacağı düşünülmektedir. Araştırmanın amacı okul öncesi öğretmenlerinin "okul öncesi dönem çocuğu için oyun" kavramına ilişkin metaforik algılarını belirlemektir.

Bu amaç doğrultusunda aşağıdaki sorulara yanıt aranmaktadır:

1.Okul öncesi öğretmenlerinin "okul öncesi dönem çocuğu için oyun" kavramına ilişkin sahip oldukları metaforlar nelerdir?

2."Okul öncesi dönem çocuğu için oyun" kavramına ilişkin metaforlar ortak özellikleri açısından incelendiğinde hangi kavramsal kategorilere ayrılmaktadır?

Yöntem

Bu araştırmada nitel araştırma yöntemlerinden biri olan olgu bilim (fenomenografi) yöntemi kullanılmıştır. Fenomenolojik araştırmalar, araştırmacının bir fenomen ile ilgili kişilerin yaşadıkları deneyimlerin katılımcılar tarafından tanımlanan haliyle betimlendiği temelleri felsefe ve psikolojiye dayanan bir araştırma desenidir (Creswell, 2014). Günlük hayatta her ne kadar bazı durumlar ve olgularla sık sık karşılaşsak da onları tam olarak kavradığımızı söyleyemeyiz. Olgu bilim yönteminde (fenomenoloji); günlük hayatta sık sık karşılaştığımız ancak onunla ilgili ayrıntılı bilgiye sahip olmadığımız bu olaylar, durumlar, yaşamsal deneyimler, algılar, yönelimler, kavramlar derinlemesine ve ayrıntılı olarak doğal ortamında gerçekçi ve bütüncül bir yapıda incelenmektedir (Yıldırım ve Şimşek, 2013). Bu araştırmada da okul öncesi öğretmenlerinin; okul öncesi dönem çocukları için vazgeçilmez bir öğrenme ve eğlence yöntemi olan oyunla ilgili metaforik algıları derinlemesine ve ayrıntılı olarak incelenmiştir. Bu nedenle araştırmada nitel araştırma yöntemlerinden biri olan olgu bilim (fenomenografi) deseni kullanılmıştır.

Çalışma Grubu

Bu araştırmanın çalışma grubunu 2014-2015 eğitim öğretim yılında Aksaray il milli eğitim müdürlüğüne bağlı anaokulu ve anasınıflarında görev yapan okul öncesi eğitimi öğretmenleri arasından tesadüfi örnekleme yöntemiyle belirlenmiş 75 öğretmen oluşturmaktadır.

Verilerin Toplanması

Araştırmanın verileri, araştırmanın çalışma grubunu oluşturan öğretmenlerin kendilerine sunulan yapılandırılmış görüşme formundaki "Okul öncesi dönem çocuğu için oyun...... gibidir, çünkü ..." cümlesini yazılı olarak tamamlamaları ile elde edilmiştir. Kendi kendine yapılan anketin aksine görüşmeciye ihtiyaç duyulduğu anda görüşülen kişinin sorularını cevaplama imkanı tanıdığı için yapılandırılmış görüşme formu tercih edilmiştir (Büyükzötürk ve diğerleri, 2008)

Katılımcıların bu cümleye verdiği cevaplar, araştırmanın veri kaynağını oluşturmaktadır.

Verilerin Analizi

Okul öncesi eğitimi öğretmenlerinin okul öncesi dönem çocuğu için oyun kavramına yönelik ürettiği metaforların oluşturduğu kavramsal kategorilerin belirlenmesi için içerik analizi yöntemi kullanılmıştır. İçerik analizinin amacı, katılımcılardan elde edilen verilerden açıklayıcı kavramsal temaları ve ilişkileri ortaya çıkarmaktır. Betimsel analiz yoluyla özetlenen ve yorumlanan veriler, içerik analizi yapılarak çok daha ayrıntılı bir şekilde incelenir ve betimsel analizle fark edilemeyen kavramsal temalar keşfedilir (Yıldırım ve Şimşek, 2013).

Araştırmanın verileri belli aşamalarda analiz edilmiştir. Araştırmanın katılımcılarından elde edilen veriler iki araştırmacı tarafından incelenmiştir. Bu değerlendirme sırasında katılımcıların ürettiği metaforların içinde bir metafor olarak değerlendirilemeyen, üretilen metafor ile açıklama cümlesi uyumlu olmayan ya da boş olarak verilen formlar (1 adet) işaretlenerek araştırmadan çıkarılmıştır. Araştırmanın verileri analiz edilirken şu adımlar takip edilmiştir.

Kodlama ve ayıklama aşamasında; öncelikle katılımcıların ürettiği metaforlar kodlanmıştır. Ardından bu metaforlar ortak özelliklerine göre gruplandırılmıştır. Birden fazla sıklıktaki metaforlar göz önünde bulundurularak kategorileştirmeler oluşturulmuştur. Örnek metafor imgesi derleme aşamasında; katılımcılar tarafından üretilen metaforlar alfabetik sıraya dizilmiştir. Daha sonra veriler ham haliyle tekrar kontrol edilerek katılımcıların ifadelerinden her metaforu temsil eden birer örnek alınmıştır. Böylece metaforların tamamı için onu en iyi yansıttığı düşünülen metafor ifadeleri belirlenmiş ve bir "örnek metafor listesi" oluşturulmuştur.

Kategori oluşturma aşamasında; katılımcılar tarafından üretilen metaforlar "okul öncesi dönem çocuğu için oyun" kavramına yönelik benzer özellikleri açısından ayrı ayrı ele alınmıştır. Oluşturulan "örnek metafor listesi" temel alınarak "okul öncesi dönem çocuğu için oyun" kavramının hangi kavramsal kategorileri oluşturduğu tespit edilmiştir. Son olarak, üretilen her bir metafor uygun bir tema ile ilişkilendirilerek "oyun" kavramına yönelik oluşturulan 5 kavramsal kategori ortaya çıkmıştır. Bulgular kısmında doğrudan aktarılan öğretmenlerin ifadeleri Ö1, Ö2, Ö3 şeklinde kodlanarak belirtilmiştir.

Araştırmanın Geçerlilik ve Güvenirliği

Araştırmanın raporlaştırılması sırasında katılımcıların ifadelerinden alıntılar yapılması ve bu alıntıların herhangi bir ekleme yapılmadan olduğu gibi yazılması araştırmanın geçerliliğini artıran önlemler olarak belirtilmektedir (Yıldırım ve Şimşek, 2013). Araştırmanın güvenirliği görüş birliği ve görüş ayrılığı sayıları ile belirlenmiştir (Miles ve Huberman, 1994). Araştırmanın güvenirliğinin sağlanması ile ilgili olarak görüş birliği ve görüş ayrılığı sayılarının hesaplanabilmesi için uzman görüşünden yararlanılmıştır. Araştırmaya katılan okul öncesi öğretmenlerinden elde edilen tüm metaforların listesi ve 5 farklı kategoriden oluşan liste bir uzmana ulaştırılarak 36 metaforun tamamını (hiçbir metaforun dışarıda kalmamasına dikkat ederek) bu 5 kategori ile eşleştirmesi istenmiştir. Uzman görüşünden sonra bu eşleştirme araştırmacının kendi eşleştirmesi ile karşılaştırılmıştır. Nitel araştırmalarda, uzman ve araştırmacının değerlendirmesi arasındaki uyuma bakılarak %90 ve üzeri olduğu durumlarda güvenilirliğin istenilen düzeyde sağlandığı ifade edilmektedir (Saban, Koçbeker ve Saban, 2006; Saban, 2009). Bu araştırmada güvenirlik çalışması kapsamında görüşüne başvurulan uzman, 7 metaforu araştırmacının yaptığından farklı bir kategoriye yerleştirerek ilişkilendirmiştir. Araştırmacı ve uzman farklı değerlendirdikleri 7 metafor üzerinde konuşarak bu metaforların hangi kavramsal kategoride yer almasına ilişkin ortak bir karar vermişlerdir. Araştırmacı ve uzman görüşü sonucunda araştırmanın güvenirliği = 100 / (100+ 7) = 0.93 olarak hesaplanmıştır ve araştırmanın istenen düzeyde güvenilir olduğu kabul edilmiştir.

Bulgular

Bu bölümde, araştırmaya katılan okul öncesi öğretmenlerinin "okul öncesi dönem çocuğu için oyun" kavramına yönelik geliştirdikleri metaforlar ve bu metaforların toplandıkları kategoriler tablolar halinde sunulmuş ve araştırma soruları doğrultusunda alt başlıklar halinde sunulmuştur.

Katılımcılar tarafından "Okul öncesi dönem çocuğu için oyun" kavramına yönelik geliştirilen metaforlar ve onları temsil eden öğretmen sayısı ve yüzdesi tablo 1'de verilmiştir.

Tablo 1. "Okul öncesi dönem çocuğu için oyun" kavramına ilişkin geliştirilen metaforlar ve onları temsil eden öğretmen sayısı ve yüzdesi

No	Metafor	f	%	No	Metafor	f	%
1	Tiyatro	2	2.6	**19**	Günün tamamı	1	1.3
2	Göz	1	1.3	**20**	Hayal	2	2.6
3	Dost	1	1.3	**21**	Yaşamsal gıda	4	5.3
4	İç dünyasının dışa vurumu	2	2.6	**22**	Her şeyden kurtulmak	1	1.3
5	Öğrenme ve hayatla iletişim kurma	3	4	**23**	Hayatın anlamı	4	5.3
6	Ayna	2	2.6	**24**	Gerçek	1	1.3
7	Hava-su-ekmek	9	12	**25**	Özgürlük	1	1.3
8	Hayat	8	10.6	**26**	Eğlenme aracı	1	1.3
9	Gelecek	1	1.3	**27**	Doğallık	1	1.3
10	Çocuğun dünyası	4	5.3	**28**	Fiziksel ihtiyaç	1	1.3
11	Çocuğun işi	6	8	**29**	Hayatın provası	2	2.6
12	Eğlence	4	5.3	**30**	Terapi	1	1.3
13	Vitamin	1	1.3	**31**	Güneş	1	1.3
14	Vazgeçilmez	1	1.3	**32**	Nefes almak	1	1.3
15	Oyuncak	1	1.3	**33**	Süt	1	1.3
16	Hayatın en önemli	1	1.3	**34**	Yeni şeyler üretme	1	1.3
17	gelişim sebebi			**35**	Öğrenme aracı	2	2.6
18	Kendini rahatça ifade ettiği özgür bir ortam	1	1.3	**36**	Eğlenerek vakit geçirme	1	1.3
	Toplam					75	

Tablo 1 incelendiğinde okul öncesi öğretmnelerinin oyun kavramına ilişkin toplam 36 metafor ürettiği görülmektedir. Ancak birden fazla sıklıkta oluşturulan metafor sayısı 14'dür. En çok üretilen metafor hava-su-ekmek'tir (9 adet, %12).

Katılımcıların oluşturduğu metaforlar taşıdıkları ortak özelliklerine göre gruplandırılmış ve bu grupların her biri ayrı bir kategoriyi oluşturmuştur. Buna göre bu araştırmada oluşturulan kategori sayısı 5'dir. Bu kategoriler ve her kategoriye ait metaforlar Tablo 2'de verilmiştir.

Tablo 2. Okul Öncesi Dönem Çocuğu için Oyun Kavramına Yönelik Metaforların Oluşturduğu Kategoriler

Kategoriler	Metaforlar	Metafor frekansı	Metafor âdeti
Öğretici rolü ile oyun	Göz (1), öğrenme ve hayatla iletişim kurma (2), Eğlence (1), hava-su-ekmek (1), hayatın en önemli gelişim sebebi (1), gelecek (1), çocuğun işi (2), öğrenme aracı (2), hayatın anlamı (2), hayatın provası (2), yeni şeyler üretme (1), hayat (2)	18	12
Eğlendirici rolü ile oyun	Dost (1), oyuncak (1), hava-su-ekmek (1), eğlenerek vakit geçirme (1), eğlence (3), her şeyden kurtulmak (1), eğlenme aracı (1)	9	7
Çocuğun kendini ifade etme biçimi ve duygularını yansıtıcı rolü ile oyun	Çocuğun dünyası (3), öğrenme ve hayatla iletişim kurma (1), iç dünyasının dışa vurumu (2), vazgeçilmez (1), hayat (2), hayal (2), hayatın anlamı (2), gerçek (1), ayna (2), tiyatro (2), kendini rahatça ifade ettiği özgür bir ortam (1), doğallık(1), terapi (1)	21	13
Yaşamsal ihtiyaç rolü ile oyun	Hava-su-ekmek (7), vitamin (1), çocuğun işi (2), yaşamsal gıda (4), günün tamamı (1), hayat (3), fiziksel ihtiyaç (1), çocuğun dünyası (1), güneş(1), süt (1), nefes almak (1)	23	11
Çocuğun hayatının bir parçası rolü ile oyun	Hayat (1), çocuğun işi (2), özgürlük (1)	4	3
Toplam		75	

Kavramsal Kategoriler

1.Öğretici Rolü ile Oyun

Bu kategoriyi 18 okul öncesi öğretmeni ve 12 metafor temsil etmektedir. Bu kategoride göz (1), öğrenme ve hayatla iletişim kurma (2), Eğlence (1), hava-su-ekmek (1), hayatın en önemli gelişim sebebi (1), gelecek (1), çocuğun işi (2), öğrenme aracı (2), hayatın anlamı (2), hayatın provası (2), yeni şeyler üretme (1), hayat (2) gibi metaforlar bulunmaktadır.

Aşağıda bu kategoride bulunan metafor ifadelerinden örneklere yer verilmiştir.

- Okul öncesi dönem çocuğu için oyun öğrenme ve hayatla iletişim kurmadır. Çünkü çocuklar hayatı bu yolla öğrenir (Ö. 29).
- Okul öncesi dönem çocuğu için oyun eğlencedir. Çünkü her şeyi oyun yoluyla öğrendikleri için (Ö. 14).
- Okul öncesi dönem çocuğu için oyun hayatın provasıdır. Çünkü çocuk hayatı oyun yoluyla öğreniyor. Önce anne-babasını sonra çevresinde gördüğü kişileri, hayvanları nesneleri taklit ederek oyun oynuyor (Ö. 54).
- Okul öncesi dönem çocuğu için oyun hayat gibidir. Çünkü oyun çocuğun hayatının en önemli parçasıdır. Çocuk oyun ile birçok şey öğrenir (Ö. 46).
- Okul öncesi dönem çocuğu için oyun hayatının en önemli gelişim sebebidir. Çünkü oyun sırasında çocuk bedensel, sosyal, zihinsel, motor, duygusal yani tüm gelişim aşamalarına oyun sayesinde ulaşır (Ö. 20).

2.Eğlendirici rolü ile oyun

Bu kategoriyi 9 okul öncesi öğretmeni ve 7 metafor temsil etmektedir. Bu kategoride dost (1), oyuncak (1), hava-su-ekmek (1), eğlenerek vakit geçirme (1), eğlence (3), her şeyden kurtulmak (1), eğlenme aracı (1) gibi metaforlar bulunmaktadır. Aşağıda bu kategoride bulunan metafor ifadelerinden örneklere yer verilmiştir.

- Okul öncesi dönem çocuğu için oyun dost gibidir. Çünkü dostlarla vakit geçirirken çocuk nasıl eğlenir, mutlu olursa konuşursa oyunda da çocuklar mutlu olur (Ö. 3).

- Okul öncesi dönem çocuğu için oyun hava-su-ekmek gibidir. Çünkü oyun oynarken çok mutlu oluyorlar (Ö. 13).
- Okul öncesi dönem çocuğu için oyun, oyuncak gibidir. Çünkü materyal olmadan da oyun içinde oyuncakla oynuyor gibi keyif alıyorlar (Ö. 19).
- Okul öncesi dönem çocuğu için oyun, eğlence gibidir. Çünkü hep kendini mutlu hisseder (Ö. 30)

3.Çocuğun kendini ifade etme biçimi ve duygularını yansıtıcı rolü ile oyun

Bu kategoriyi 21 okul öncesi öğretmeni ve 13 metafor temsil etmektedir. Bu kategoride Çocuğun dünyası(3), öğrenme ve hayatla iletişim kurma (1), iç dünyasının dışa vurumu (2), vazgeçilmez (1), hayat (2), hayal (2), hayatın anlamı (2), gerçek (1), ayna (2), tiyatro (2), kendini rahatça ifade ettiği özgür bir ortam (1), doğallık (1), terapi (1) gibi metaforlar bulunmaktadır. Aşağıda bu kategoride bulunan öğretmenlerin ifadelerinden örneklere yer verilmiştir.

- Okul öncesi dönem çocuğu için oyun, tiyatro gibidir. Çünkü kötü karakterle karşılaşmaz, hayata hep olumlu bakar. Oyunlarında kurallar olmadığı için özlemleri, istekleri, dostlukları gibi özellikleri hakkında ipuçları verir (Ö. 1).
- Okul öncesi dönem çocuğu için oyun, iç dünyasının dışa vurumu gibidir. Çünkü oyun oynayan çocuk bütün iç dünyasındaki hislerini oyununa aktarır. Mutsuzluğunu, umutsuzluğunu, bütün enerjisini oyuna aktarır (Ö. 4).
- Okul öncesi dönem çocuğu için oyun, ayna gibidir. Çünkü oyunla birlikte yaşantısındakini gözler önüne serer. Oyunda aldığı rol, konuşma tarzı, oyun arkadaşlarına ve oyuncaklara tavrı onun gerçek yaşantısının yansımasıdır (Ö. 6).
- Okul öncesi dönem çocuğu için oyun, çocuğun dünyası gibidir. Çünkü kendini en iyi şekilde ifade edebildiği rahatladığı, eğlendiği, çevresini anlamlandırıp tanımlayabilmesini sağlar (Ö. 27).

4.Yaşamsal ihtiyaç rolü ile oyun

Bu kategoriyi 23 okul öncesi öğretmeni ve 11 metafor temsil etmektedir. Bu kategoride hava-su-ekmek (7), vitamin (1), çocuğun işi (2), yaşamsal gıda (4), günün tamamı (1), hayat (3), fiziksel ihtiyaç (1), çocuğun dünyası (1), güneş(1), süt (1), nefes almak (1) gibi metaforlar bulunmaktadır. Aşağıda bu kategoride bulunan öğretmenlerin ifadelerinden örneklere yer verilmiştir.

- Okul öncesi dönem çocuğu için oyun, hava-su-ekmek gibidir. Çünkü yaşamak için havaya ihtiyaç duyduğu gibi, çocuğunda büyümesi, zeka gelişimi ve ahlaki yükümlülüklerini anlayabilmesi için oyun gereklidir (Ö. 7).
- Okul öncesi dönem çocuğu için oyun, vitamin gibidir. Çünkü çocuk oyunla büyür (Ö. 15).
- Okul öncesi dönem çocuğu için oyun, günün tamamıdır. Çünkü çocuk yemeyi, içmeyi oyun haline getiriyor. Bir nevi fiziksel ihtiyaçtır (Ö. 33).
- Okul öncesi dönem çocuğu için oyun, fiziksel ihtiyaç gibidir. Çünkü nasıl yemek yemeden, su içmeden yaşayamazsak çocuk da oyun oynamadan yaşayamaz (Ö. 53).
- Okul öncesi dönem çocuğu için oyun, yaşamsal gıda gibidir. Çünkü oyun çocuğun hayatında yeme-içme-uyuma kadar önemlidir (Ö. 58).

5.Çocuğun yaşamının bir parçası rolü ile oyun

Bu kategoriyi 4 okul öncesi öğretmeni ve 3 metafor temsil etmektedir. Bu kategoride hayat (1), çocuğun işi (2), özgürlük (1) gibi metaforlar bulunmaktadır. Aşağıda bu kategoride bulunan öğretmenlerin ifadelerinden örneklere yer verilmiştir.

- Okul öncesi dönem çocuğu için oyun, işi gibidir. Çünkü iş insan için önemlidir (Ö. 21).
- Okul öncesi dönem çocuğu için oyun, özgürlük gibidir. Çünkü kuralları ve sınırları kendisi belirler (Ö. 43).
- Okul öncesi dönem çocuğu için oyun, çocuğun işi gibidir. Çünkü oyunla gerçek hayatta bir varlık olduğunu anlar yaşama adapte edilebilir (Ö. 44).

- Okul öncesi dönem çocuğu için oyun, hayat gibidir. Çünkü oyun oynadığı sürece yaşadığının ve özgür olduğunun farkına varır (Ö. 66).

Tartışma ve Sonuç

Okul öncesi dönem çocukları için oyunun önemine ve gerekliliğine vurgu yapmak amacıyla gerçekleştirilen bu araştırmada; okul öncesi eğitimi öğretmenlerinin oyun kavramına yönelik metaforik algıları belirlenmeye çalışılmış ve sonuçta 36 metafor üretilmiştir. Bu metaforlar; tiyatro, göz, dost, iç dünyasının dışa vurumu, öğrenme ve hayatla iletişim, ayna, hava-su-ekmek, hayat, gelecek, çocuğun dünyası, çocuğun işi, eğlence, vitamin, vazgeçilmez, oyuncak, hayatın en önemli gelişim sebebi, kendini rahatça ifade ettiği özgür bir ortam, günün tamamı, hayal, yaşamsal gıda, her şeyden kurtulmak, hayatın anlamı, gerçek, özgürlük, eğlenme aracı, doğallık, fiziksel ihtiyaç, hayatın provası, terapi, güneş, nefes almak, süt, yeni şeyler üretme, öğrenme aracı, eğlenerek vakit geçirme'dir. Birden fazla sıklıkta oluşturulan metaforların sayısı ise 14'dür. En fazla sıklıkta üretilen metafor hava-su-ekmek'dir. Araştırma sonucunda üretilen metaforlar 5 kavramsal kategoride toplanmıştır. Bu kategoriler; (1) öğretici rolü ile oyun, (2) eğlendirici rolü ile oyun, (3) çocuğun kendini ifade etme biçimi ve duygularını yansıtıcı rolü ile oyun, (4) yaşamsal ihtiyaç rolü ile oyun, (5) çocuğun yaşamının bir parçası rolü ile oyun'dur. Öğretici rolü ile oyun kategorisinde 18 okul öncesi öğretmeni; okul öncesi dönem çocuğu için oyun kavramına yönelik 12 metafor üretmişlerdir. Bu kategoride göz (1), öğrenme ve hayatla iletişim kurma (2), eğlence (1), hava-su-ekmek (1), hayatın en önemli gelişim sebebi (1), gelecek (1), çocuğun işi (2), öğrenme aracı (2), hayatın anlamı (2), hayatın provası (2), yeni şeyler üretme (1), hayat (2) gibi metaforlar bulunmaktadır. Araştırmanın sonuçlarında görüldüğü üzere araştırmaya katılan öğretmenlerin önemli bir bölümü (75 öğretmenin 18'i) oyunla ilgili metaforik algıları sorulduğunda oyunun eğitici ve öğretici rolüne dikkat çekmişlerdir. Bu sonuç bu öğretmenlerin etkinlik uygulamaları sırasında yöntem ve öğretme aracı olarak oyunu daha çok kullanmaları ile ilişkili olabilir. Ayrıca bu öğretmenlerin oyunun öğrenme için bir fırsat olduğunun bilincinde oldukları da söylenebilir. Tuğrul ve diğerleri (2014a)'nin yaptığı araştırma mevcut araştırmanın sonuçlarıyla benzerlik göstermektedir. Tuğrul ve diğerleri (2014a)'nin yaptığı araştırmada öğretmenlere "oyunu tanımlayan üç önemli özelliği sıralayınız" denilmiştir. Araştırmaya katılan öğretmenlerin % 34'ü oyunun eğitici yönünü vurgulamıştır. Piaget çocukların çevrelerini araştırmak ve keşfetmek için çok çeşitli kaynakları kullanan, gelişimlerine katkıda bulunacak deneyimleri aktif olarak arayan içsel motivasyona sahip öğreniciler olduğunu ifade etmektedir (Boss, 2014). Tuğrul ve diğerleri (2014b)'nin büyükanne ve büyükbabalarla yaptığı araştırmada ise oyun ve öğrenme arasında bir ilişki olup olmadığı sorulmuştur. Katılımcıların tamamına yakını (50'de 38 kişi) "öğrenme ve oyun arasında bir ilişki vardır" cevabını vermişlerdir. Bu sonuçlar oyunun en önemli eğitim araçlarından biri olduğu bilgisini desteklemektedir. Çocuklar her yaşta oyun yoluyla öğrenir. Çocuklar oyun yoluyla hem zihinsel ve motor becerilerini geliştirirler hem de toplumsal kurallar, normlar ve değerler hakkında bilgi edinirler. Çocuklar taklit oyunlarıyla farklı sosyal rollere bürünerek o rolün gerektirdiği uygulamaları yaparlar ve böylece sosyal kuralları öğrenirler. Örneğin çocuklar oyunlarında bir doktor, bir anne ya da herhangi bir özel karakteri canlandırarak davranışlarını kontrol etmeyi ve toplumun benimsediği kuralları öğrenirler. Diğer taraftan fiziksel oyun çocukların koşma, tırmanma, saklanma gibi motor becerilerinin gelişmesine katkıda bulunurken gelecekte ihtiyaç duyacağı strateji geliştirme ve planlama yapma becerilerini de öğretir (Boss, 2014). Eğlendirici rolü ile oyun kategorisinde 9 okul öncesi öğretmeninin ürettiği 7 metafor bulunmaktadır. Bu kategoride dost (1), oyuncak (1), hava-su-ekmek (1), eğlenerek vakit geçirme (1), eğlence (3), her şeyden kurtulmak (1), eğlenme aracı (1) gibi metaforlar bulunmaktadır. Araştırmada bu metaforları üreten öğretmenlerin oyunu, etkinliklerinde daha çok eğlendirici yönü ile kullandıkları, bu nedenle oyunun daha çok eğlendirici yanı üzerinde durmuş olabilecekleri düşünülmektedir. Boss (2014), oyunun en elverişsiz ortamlarda bile çoğunlukla eğlenme imkanı sunarak çocuğun yaşamını zenginleştirdiğini ifade etmektedir. Tuğrul ve diğerleri (2014a) tarafından yapılan araştırmada öğretmenlerin % 63'ü oyunun özelliklerini sıralarken eğlendirici ve keyif verici bir yönü olduğunu belirtmişlerdir. Alat, Akgümüş ve Cavalı (2012)'nin araştırmasında okul öncesi öğretmenleri açık havada oynanan oyunları, "keyif verici, eğlenceli, stres atıcı, mutluluk verici, güzel vakit geçirme, hareketli olma, temiz hava alma" olarak değerlendirmişlerdir. Tuğrul ve diğerleri (2014b)'nin oyunun üç kuşaktaki değişimini ortaya koymak amacıyla büyükanne ve büyükbabalarla yaptıkları araştırmada kendilerinin, çocuklarının ve torunlarının oyunları hakkındaki görüşleri sorulmuştur. Araştırmada katılımcıların yarısı "oyun nedir? " sorusuna "eğlence aracıdır" diyerek cevap vermiştir. Erbay ve Durmuşoğlu Saltalı (2012)'nın araştırmasında ise araştırmaya katılan annelerin %39'u oyunu eğlence ve mutlu olmanın aracı olarak ifade etmişlerdir. Literatürdeki araştırmalarda da mevcut araştırmanın bulgularıyla paralel olarak oyunun mutluluk verici, stresi azaltıcı ve eğlenceli bir yönü olduğu belirtilmektedir. Çocuğun kendini ifade etme biçimi ve duygularını yansıtıcı rolü ile oyun kategorisinde 21 okul öncesi öğretmeni 13 metafor üretmişlerdir. Bu kategoride çocuğun dünyası(3), öğrenme ve hayatla iletişim kurma (1), iç dünyasının dışa vurumu (2), vazgeçilmez (1), hayat (2), hayal (2), hayatın anlamı (2), gerçek (1), ayna (2), tiyatro (2), kendini rahatça ifade ettiği özgür bir ortam (1), doğallık (1), terapi (1) gibi metaforlar bulunmaktadır. Bu metaforları üreten öğretmenler oyunun çocuklar açısından yararlarını vurgulayarak; çocukların özellikle oyun yoluyla duygularını ve düşüncelerini ifade etme fırsatı bulduklarını belirtmişlerdir. Haşıl Korkmaz ve Taner Derman (2014)'ın yaptığı araştırmada babaların oyun hakkındaki görüşleri sorulmuştur. Araştırmaya katılan babaların %50'si çocukların oyun yoluyla birbirleriyle daha rahat iletişim kurduklarını %45'i ise oyunun çocukların hayal gücünü geliştirdiğini belirtmişlerdir. Alat, Akgümüş ve Cavalı (2012)'nın araştırmasında ise okul öncesi öğretmenlerinin açık hava etkinlikleri ile ilgili görüşleri sorulmuştur. Görüşmeye katılan öğretmenler, çocukların oyun etkinliklerinde kendilerini daha rahat ifade ettiklerini, arkadaşlarıyla daha çok etkileşime girdiklerini bunun sonucu olarak da sosyal, duygusal ve dil gelişimi alanında pozitif yönde gelişmeler olduğunu belirtmişlerdir. Erbay ve Durmuşoğlu

Saltalı (2012)'nın yaptığı araştırmada araştırmaya katılan 88 anneden % 21'i oyunu; "rahatlama, kendini ifade etme ve hayal dünyasını yansıtma yolu" olarak ifade etmişlerdir. Alan yazındaki bu araştırma sonuçları mevcut araştırmanın bulgularıyla tutarlılık göstermektedir. Yaşamsal ihtiyaç rolü ile oyun kategorisinde 23 okul öncesi öğretmeni 11 metafor üretmişlerdir. Bu kategoride hava-su-ekmek (7), vitamin (1), çocuğun işi (2), yaşamsal gıda (4), günün tamamı (1), hayat (3), fiziksel ihtiyaç (1), çocuğun dünyası (1), güneş(1), süt (1), nefes almak (1) gibi metaforlar bulunmaktadır. Araştırmanın sonuçlarından okul öncesi öğretmenlerinin en yüksek oranla (23 kişi) oyunu; okul öncesi dönem çocukları için yaşamsal bir ihtiyaç olarak nitelendirdikleri ve bu nedenle çok önemli gördükleri anlaşılmaktadır. Bu durum öğretmenlerin oyunu bu yaş grubu çocuklar için hava, su, ekmek gibi vazgeçilmez-temel ihtiyaçlardan birisi olarak kabul etmeleri ile ilişkilendirilebilir. Literatürde de benzer şekilde oyunun çocukların sağlıklı gelişimi ve refahı için çok önemli olduğu çünkü bilişsel, fiziksel ve sosyal gelişimi kadar yaratıcılığının, hayal gücünün ve özgüveninin gelişmesini de sağladığı belirtilmektedir (Boss, 2014). Okul öncesi eğitim kurumlarında oyun ile ilkokuldaki akademik başarı-okul başarısı arasındaki ilişkinin ortaya konması için 1970'lerde Almanya'da bazı anaokulları oyun merkezli ortamlardan akademik merkezli ortamlara dönüştürülmüştür. 50 oyun merkezli ve 50'de akademik merkezli anaokulu karşılaştırılmıştır. Bu okullara devam eden çocuklar ilkokul dördüncü sınıfa kadar takip edilmiştir. Araştırmanın sonucunda özellikle de düşük gelir düzeyinden çocukların sosyal, duygusal, fiziksel ve zihinsel gelişim alanlarında oyun merkezli yaklaşımdan büyük yarar gördükleri ortaya çıkmıştır (Almon, 2004). Çocuğun yaşamının bir parçası rolü ile oyun kategorisinde 4 okul öncesi öğretmeninin ürettiği 3 metafor yer almaktadır. Bunlar hayat (1), çocuğun işi (2), özgürlük (1) gibi metaforlardır. Araştırmaya katılan öğretmenlerin küçük bir bölümü oyunun çocuğun günlük hayatının bir parçası olduğunu belirtmişlerdir. Bu öğretmenlerin sınıflarındaki çocukların oyun etkinliklerinde günlük hayattaki gibi rahat tavırlar sergiledikleri; öğretmenlerin ise bu çocukları gözlemleyerek bu kanıya ulaşmış olabilecekleri düşünülmektedir. Gözlem ve taklit gibi sosyal ve kültürel ilişkiler çocukların öğrenmesi, fiziksel ve sosyal dünyayı anlamaları için önemli bir role sahiptir (Boss, 2014). Çocukların içinde yaşadığı sosyal ve kültürel dünyaya ilişkin gözlemlerini, yetişkin rollerini taklit ederek oyunlarına yansıttıkları bu nedenle oyunun çocuğun yaşamının bir parçası olduğu söylenebilir. Erbay ve Durmuşoğlu Saltalı (2012)'nın yaptığı araştırmada annelerin oyun hakkındaki görüşleri sorulmuştur. Araştırmaya katılan annelerin küçük bir bölümü (% 4'ü) oyunun çocuğun işi olduğunu belirterek, yaşamının bir parçası olduğunu vurgulamıştır. TIE (2003)'e göre çocuklar oyundan yoksun ise hem şimdi hem de gelecekte bundan zarar göreceklerdir. Yeterli oyun oynayan çocuklar ise toplumun mutlu, sağlıklı, üretken bireyleri olma şansını yakalayacaklardır. Son olarak Lockhard (2010)'ın ifade ettiği gibi çocuklar oyun oynarken yeni edindikleri becerileri uygulama ve geliştirme, dili kullanma, arkadaşlık kurma, sırasını bekleme, duygularını kontrol etme ve duruma uygun davranışı sergileme gibi pek çok önemli beceriyi kazanmaktadır. Bu nedenle oyun çocukların günlük rutinin önemli bir parçası olmak zorundadır.

Öneriler

Okul öncesi eğitimi öğretmenlerinin okul öncesi dönem çocuğu için oyun kavramına yönelik metaforik algılarının belirlenmeye çalışıldığı bu araştırmanın sonucunda şu öneriler geliştirilmiştir:

1. Okul öncesi eğitimi öğretmenlerinin yaş, cinsiyet, mesleki kıdem, mezun olunan üniversite, çalışılan okul türü (anaokulu, anasınıfı gibi) vb. demografik özelliklerine göre oyun kavramına yönelik metaforik algılarını inceleyen araştırmalar yapılabilir,

2. Okul öncesi eğitim kurumlarında görev yapan müdür, müdür yardımcısı gibi yöneticilerin oyun kavramına yönelik algılarının incelendiği çalışmalar planlanabilir,

3. Anne ve babaların okul öncesi dönem çocukları için oyun kavramına yönelik metaforik algılarının incelendiği çalışmalar yapılabilir.

4. Okul öncesi eğitimi öğretmen adaylarının okul öncesi dönem çocukları için oyun kavramına yönelik metaforlarını inceleyen araştırmalar yapılabilir.

Kaynakça

Alat, Z., Akgümüş, Ö. & Cavalı, D. (2012). Okul öncesi eğitimde açık hava etkinliklerine yönelik öğretmen görüş ve uygulamaları. *Mersin Üniversitesi Eğitim Fakültesi Dergisi,* 8 (3), 47-62.

Almon, J. (2004). The vital role of play in early childhood education. Retrievedfromhttp://waldorfresearchinstitute.org/pdf/BAPlayAlmon.pdf.

Boss, F. (2014). Child Development and Early Stimulation and Learning Resources. Save The Children, UK.

Büyüköztürk, Ş., Kılıç Çakmak, E., Akgün, Ö. E., Karadeniz, Ş. & Demirel, F. (2008). Bilimsel Araştırma Yöntemleri. (2. Baskı). Pegem Yayınları: Ankara.

Creswell, J. W. (2014). Research Design Qualitative, Quantitavite and Mixed Methods. (Fourth Edition), SAGE Publications, California.

Erbay, F. & Durmuşoğlu Saltalı, N. (2012). Altı yaş çocuklarının günlük yaşantılarında oyunun yeri ve annelerin oyun algısı. *Ahi Evran Üniversitesi Kırşehir Eğitim Fakültesi Dergisi (KEFAD)* 13, (2): 249-264.

Ergin, B., Şahin, M. & Erişen Y. (2013). Prospective pre-school teachers' perceptions of "child": a study of metaphors. *International Journal on New Trends in Education and Their Implications,* 4 (4) 88-101.

Ertürk Kara, H. G. (2014). Okul öncesi eğitimi öğretmen adaylarının okul öncesi eğitim kavramına ilişkin metaforları. *Erzincan Eğitim Fakültesi Dergisi,* 16(2), 104-120.

Giren, S. (2015). Okul öncesi eğitimi öğretmen adaylarının okul öncesi eğitim öğretmeni kavramına ilişkin metaforları. *Fırat Üniversitesi Sosyal Bilimler Enstitüsü Dergisi,* 25 (2), 123-133.

Gültekin Akduman, G. (2010). Okul öncesi eğitimin tanımı ve önemi. (Edit: Gülden Uyanık Balat), Okul Öncesi Eğitime Giriş. Pegem Yayınları: Ankara.

Haşıl Korkmaz, N. & Taner Derman, M. (2014). Opinions of play in turkish fathers. *Procedia - Social and Behavioral Sciences,* 141, 1182 – 1186.

Kuyucu, Y., Şahin, M. & Kapıcıoğlu, O. (2013). Okul öncesi öğretmenlerinin "çocuk" kavramına ilişkin sahip oldukları zihinsel imgeler. *Eğitim ve Öğretim Araştırmaları Dergisi,* 2 (2), 43-53.
Levine, P. (2005). Metaphors and images of classrooms. *Kappa Delta Pi Record,* Summer, 41 (4), 172-175.
Lockhard, S. (2010). Play: an important tool for cognitive development. Extensions Curriculum Newsletter from HighScope, 24, (3): 1-8.
Miles, M. B. & Huberman, A. M. (1994). Qualitative data analysis. Second Edition, Thousand Oaks, CA: Sage.
Nalçacı, A. & Bektaş, F. (2012). Öğretmen adaylarının okul kavramına ilişkin algıları. *Ahi Evran Üniversitesi Kırşehir Eğitim Fakültesi Dergisi (KEFAD,* 13 (1), 239-258.
Nwokah, E., Hsu, H. C. & Gulker, H. (2013). The use of play materials in early intervention the dilemma of poverty. *American Journal of Play,* 5 (2), 187-218.
Özdoğan, B. (2009). Çocuk ve Oyun – Çocuğa Oyunla Yardım. (Genişletilmiş 5. Baskı), Anı Yayıncılık: Ankara.
Poyraz, H. (2003). Okul Öncesi Dönemde Oyun ve Oyuncak. Anı Yayıncılık: Ankara.
Saban, A. (2008). İlköğretim ı. Kademe öğretmen ve öğrencilerinin bilgi kavramına ilişkin sahip oldukları zihinsel imgeler. *İlköğretim Online,* 7(2), 421-455.
Saban, A. (2009). Öğretmen adaylarının öğrenci kavramına ilişkin sahip oldukları zihinsel imgeler. *Türk Eğitim Bilimleri Dergisi,* 7(2), 281-326.
Saban, A., Koçbeker, B. N. & Saban, A. (2006). Öğretmen adaylarının öğretmen kavramına ilişkin algılarının metafor analizi yoluyla incelenmesi. *Kuram ve Uygulamada Eğitim Bilimleri,* 6 (2), 461-522.
Sevinç, M. (2004). Erken çocukluk gelişimi ve eğitiminde oyun. Morpa Yayınları: İstanbul.
Seyrek, H. & Sun, M. (1991). Okul Öncesi Eğitiminde Oyun. (5. Baskı). Müzik Eserleri Yayınları: İzmir.

Sherwood A.S. Sara. (2009). Play: a study of preservice teachers' beliefs about a complex element of early childhood education. Doctoral dissertation. The University of Texas at Austin, May.

Sluss, D. J. (2005). Supporting Play Birth Through Age Eight. Thomson Delmar Learning: Canada.

Sussman, K. S. (2012). The importance of play in the preschool classroom. Texas Child Care Quarterly, 36 (3), 9-16.

Şahin Zeteroğlu, E., Doğan, Y. & Taner Derman, M. (2012). Determining the opinions of preschool and primary school teacher candidates on creativity and metaphorical perception. *Educational Sciences: Theory & Practice - Special Issue,* 3135-3152.

Toy Industries of Europe (TIE), (2003). Contributions of play and toys to child development, Key studies. Brussels.

Tuğrul, B., Ertürk, H. G., Özen Altınkaynak, Ş. & Güneş, G. (2014b). Oyunun üç kuşaktaki değişimi. *The Journal of Academic Social Science Studie,* 27, 1-16.

Tuğrul, B., Metin Aslan, Ö., Ertürk, H. G. & Özen Altınkaynak, Ş. (2014a). Anaokuluna devam eden altı yaşındaki çocuklar ile okul öncesi öğretmenlerinin oyun hakkındaki görüşlerinin incelenmesi. *İnönü Üniversitesi Eğitim Fakültesi Dergisi,* 15 (1), 19-38.

Whitebread, D., Basilio, M., Kuvalja, M. & Verma, M. (2012). A report on the value of children's play with a series of policy recommendations. Toy Industries of Europe (TIE).

Yağan Güder, S. & Yıldırım, A. (2014). Okulöncesi öğretmen adaylarının demokrasiye ilişkin metaforları. *Adıyaman Üniversitesi Sosyal Bilimler Enstitüsü Dergisi,* (16), 156-170.

Summary

Introduction: Preschool period is an important period, in which child takes important steps in social, emotional, mental, physical and psychomotor developmental areas. The language, which is a most important tool for development in this period, is a play. Plays are a part of the preschool education institutes' daily routine and inseparable part of the activities as they play an important part in the physical, social, emotional, and cognitive development of children.

Objective: Preschool period is a training period in which the acquisition of knowledge and skills necessary for life and the significant changes occurred in the developments area of social, emotional, mental, physical and psychomotor of the child. To gain the skills in this period to be spoken with the child language is the play. When the subject a child like to be consideration, the child's the most important work is play also the most valuable materials are toys. Therefore, the determining of thoughts of pre-school teachers, what play for pre-school children and that is why it's important is needed. The objective of this study is to determine the metaphorical perceptions of preschool teachers about the concept. For this, we asked from preschool teachers to fill in the following statement: "For preschool children, plays are like…., because…".

Method: In this study, we used phenomenological method, which is a qualitative method. Phenomenological method examines the daily events, of which we normally are not aware, such as incidents, situations, life experiences, perceptions, tendencies and concepts with a deep, detailed and holistic approach. This study utilized this method to investigate the metaphorical perceptions of preschool teachers about plays, which are an indispensable part of learning for this age group. This is why; we chose to use the phenomenological method.

Sample: Sample of the study consist 75 randomly selected preschool teachers.

Data Collection: Data of the study is collected by asking the teachers fill in the structured interview form, which includes the following statement: "For preschool children, plays are like…., because…".

Data Analysis: We used the content analysis method to determine the metaphorical conceptual categories developed by preschool teachers towards the plays of preschool children.

Conclusion: Our study revealed 26 metaphors and 5 categories about the play concept. These are category of play as an educator, category of play as an entertainer, category of play as a tool for self expression, category of play as a vital need, category of play as a part of the children's life. The number of metaphors having more than one occurrence was 14. The most common metaphor was air-water-bread. All metaphors are collected under the following categories "(1) play as an educator, (2) play as an entertainer, (3) play as a tool for self expression, (4), play as a vital need, (5) play as a part of the children's life". In the category of play as an educator, 18 preschool teachers created 12 different metaphors. These metaphors were eye (1), learning and communicating with life (2), entertainment (1), air-water-bread (1), the most important source of life (1), future (1), child's profession (2), tool for learning (2), meaning of the life (2), dry run for life (2), creating new things (1), and life (2). In the category of play as an entertainer, 9 preschool teachers created 7 different metaphors 7. These metaphors were dost (1), toy (1), air-water-bread (1), passing time by entertaining (1), entertainment (3), getting rid of everything (1), and tool for entertainment (1). In the category of play as a tool for self expression, 21 preschool teachers created 13 different metaphors. These metaphors were the world of child (3), learning and communicating with life (1), expression of child's inner world (2), indispensable (1), life (2), dream (2), meaning of life (2), real (1), mirror (2), theatre (2), an environment to express yourself freely (1), natural (1), and therapy (1). In the category of play as a vital need, 23 preschool teachers created 11 different metaphors. These metaphors were air-water-bread (7), vitamin (1), child's profession (2), vital nourishment (4), whole day (1), life (3), physical need (1), the world of child (1), sun (1), milk (1), and breathing (1). In the category of play as a part of the children's life, 4 preschool teachers created 3 different metaphors. These metaphors were life (1), child's profession (2), and freedom (1).

Recommendations: 1. Studies can be conducted investigating the relation between metaphorical perceptions and demographical parameters of teachers such as age, gender, professional seniority, graduation, type of the school (kindergarten, nursery class).

2. Studies can be conducted investigating the metaphorical perceptions of school administrators such as principal and deputies.

3. Studies can be conducted investigating the metaphorical perceptions of the parents of preschool children

More Books!

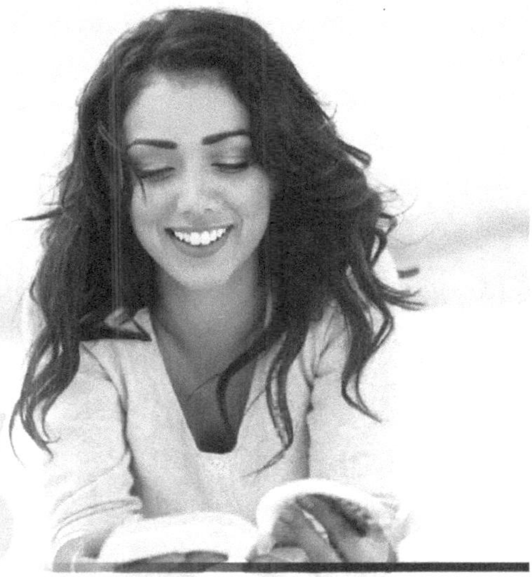

yes

I want morebooks!

Buy your books fast and straightforward online - at one of the world's fastest growing online book stores! Environmentally sound due to Print-on-Demand technologies.

Buy your books online at

www.get-morebooks.com

Kaufen Sie Ihre Bücher schnell und unkompliziert online – auf einer der am schnellsten wachsenden Buchhandelsplattformen weltweit!
Dank Print-On-Demand umwelt- und ressourcenschonend produziert.

Bücher schneller online kaufen

www.morebooks.de

OmniScriptum Marketing DEU GmbH
Heinrich-Böcking-Str. 6-8
D - 66121 Saarbrücken
Telefax: +49 681 93 81 567-9

info@omniscriptum.com
www.omniscriptum.com

OmniScriptum

FSC
www.fsc.org
MIX
Papier | Fördert gute Waldnutzung
FSC® C083411

Kolibri 360 GmbH
Ferdinand-Jühlke-Straße 7
99095 Erfurt, Deutschland
produktsicherheit@kolibri360.de

Druck:
CPI Druckdienstleistungen GmbH
im Auftrag der
Kolibri 360 GmbH
Ferdinand-Jühlke-Str. 7
99095 Erfurt